Tc 52 11

ESSAI

SUR

LES FALSIFICATIONS QU'ON FAIT SUBIR

AU PAIN,

ET

SUR LES MOYENS DE LES RECONNAITRE.

ESSAI

SUR

LES FALSIFICATIONS

QU'ON FAIT SUBIR

AUX FARINES, AU PAIN,

ET

SUR LES MOYENS DE LES RECONNAITRE;

PAR

M. V. PARISOT (DE DIEUZE),
Élève de l'École pratique de Pharmacie de Paris;

ET M. ROBINE,
Maitre boulanger, Membre de la Société d'Encouragement de Paris.

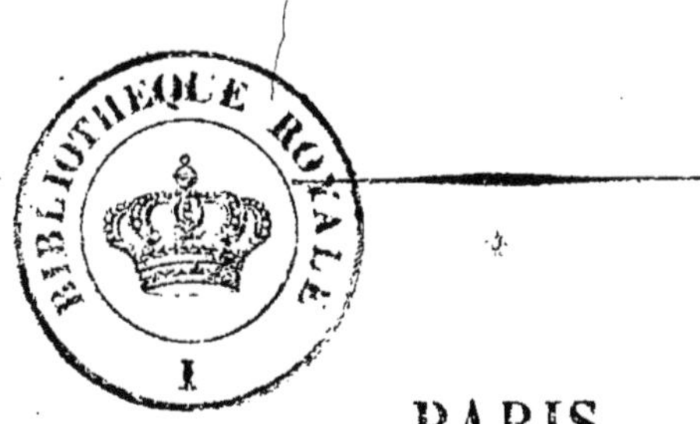

PARIS

IMPRIMERIE DE FÉLIX LOCQUIN,
16, RUE NOTRE-DAME-DES-VICTOIRES.

1840

ESSAI

SUR

LES FALSIFICATIONS QU'ON FAIT SUBIR

AU PAIN,

ET

SUR LES MOYENS DE LES RECONNAITRE.

S'il est un aliment qui mérite de fixer l'attention, c'est à coup sûr, dans le pays où nous vivons, le pain. En France, ce produit est préparé avec des substances nutritives réduites en poudre, et qui sont connues sous le nom de farine; elles sont délayées et amenées à l'état de pâte à l'aide de l'eau, soumises à la fermentation, puis ensuite à la cuisson dans des appareils nommés four. Le produit résultat de ces manipulations fait la base de la nourriture de toutes les classes de la société.

Le pain, lorsqu'il est de bonne qualité, est le produit le plus sain et le plus convenable à la santé. Mais la composition de ce produit varie; il est des régions où le pain est fait avec le *froment*, d'autres où on emploie les semences des diverses céréales et diverses substances féculentes, telles que le *sarazin*, la *châtaigne*, la *pomme de terre*, le *maïs*, l'*orge*, le *seigle*, les *lichens*, etc., etc.

Le mode de manipulation du pain, la qualité des farines,

celle de l'eau, influent sur la qualité du pain. Aussi doit-on mettre une grande importance à la rédaction des règlements qui régissent l'art de préparer le pain, doit-on défendre toutes ces manipulations dangereuses à l'aide desquelles on introduit dans le pain des substances qui peuvent être nuisible, telles sont : l'*alun*, le *carbonate de magnésie*, le *carbonate d'ammoniaque*, le *carbonate de soude*, le *sulfate de cuivre*, le *sulfate de zinc*, le *plâtre*, etc.

Un grand nombre d'auteurs se sont occupés de l'art de faire le pain, de reconnaître les altérations, les falsifications qu'on lui fait subir, les moyens de les reconnaître et de juger de la valeur des farines qu'on emploie. Parmi ceux qui se sont occupés de recherches sur ce sujet, on doit citer : MM. Vesti, Linné, Parmentier, Malouin, Kuhlmann, Geoffroy, Vogel, Lentiiius, Lanzoni, Zanetti, Hucmwolf, Cadet de Vaux, Accum, A. Chevallier, Markham, Edmond Davy, Ure, Barruel.

Avant de parler des falsifications qu'on fait subir au pain, nous traiterons.

1° De la farine, de sa bonté et de sa pureté;

2° Des eaux à employer dans la panification;

3° De la levure mise en usage;

4° Du sel marin;

5° Des bois qu'on doit employer dans le chauffage des fours destinés à la cuisson du pain.

DES FARINES.

On donne le nom de farine : 1° au produit de la mouture d'un grand nombre de semences; ces farines sont plus ou moins fines selon les moyens mécaniques employés; 2° à la poudre de diverses racines, celles de bryone, de pomme de terre, de cassave, de salep, enfin de toutes celles qui contiennent beaucoup de fécule et qui se rapprochent des farines en raison de la matière amylacée qu'elle contient, mais la plus grande quantité de cette matière si précieuse, puisqu'elle est la principale nourriture de l'homme et d'un nombre infini d'animaux, réside dans les semences des graminées qui, par cette raison portent le nom de *semences alimentaires ;* telles sont celles du blé, du seigle, d'orge, d'avoine, de riz, etc. D'après cela on comprendra que le nombre des farines est indéfini, puisque chaque semence peut en fournir une différente. Celle qui est la plus employée comme aliment est celle de froment; aussi c'est de cette farine que nous nous occuperons spécialement.

FARINE DE BLÉ.

La farine de froment est un produit immédiat que l'on retire du froment connu sous le nom de blé.

Pendant longtemps on a ignoré la composition de la farine, et, si l'on consulte les anciens ouvrages, on verra que ce n'est que vers l'an 1720 que les premiers essais furent faits; on employa d'abord la distillation pour reconnaître et déterminer la nature des parties constituantes de la farine. On voulut ensuite s'assurer de la valeur alimentaire de la farine en la traitant par l'eau. Dans ce cas, le produit extractif qui en résultait était regardé comme la matière nutritive qui s'y trouvait contenue. On n'a pas de peine à comprendre qu'en agissant de cette manière on ne pouvait extraire tout ce que ce produit renfermait de soluble, et que, suivant la manière dont on agissait, on devait avoir nécessairement un résidu plus ou moins considérable. Il en était de même pour la distillation : aussi ces moyens furent-ils abandonnés, et firent place à ceux que l'on emploie maintenant. Ils sont préférables en effet, et ne peuvent induire en erreur lorsqu'on opère avec soin et exactitude.

Avant d'aller plus loin, nous dirons que la farine de froment est composée de diverses substances : 1° le gluten, 2° l'amidon, 3° le sucre, 4° la matière gommo-glutineuse, 5° des sels. La farine de froment n'est pas la seule qui soit convenable pour faire du pain, celle d'un grand nombre de graminées sont dans le même cas; mais, comme nous l'avons dit, nous ne nous occuperons spécialement que de la farine et du pain fait avec la farine de froment.

Un grand nombre de chimistes se sont occupés de l'analyse des farines; de ce nombre sont MM. Vogel, Proust, Vauquelin, Henri. Les farines de froment diffèrent entre elles par les proportions du gluten, et cette substance est plus abondante dans certaines farines que dans d'autres : aussi c'est sur la quantité et la qualité de ce produit que l'on fonde, sous le rapport de la panification, la bonté d'une farine. Ces farines portent ordinairement le nom du pays où l'on a récolté le blé qui les a fournies, et on sait déjà que certains pays donnent des farines d'une qualité supérieure à d'autres; ainsi, la farine d'*Odessa* est recherchée par les boulangers, parce que ces farines, bien conservées, sont en général de bonne qualité et contiennent plus de gluten. En effet, si on consulte les analyses qui ont été faites, on verra que la farine de blé d'Odessa contient 14,55 pour 100 de gluten à l'état sec, tandis que les farines ordinaires de nos pays n'en contiennent que 10 pour 100. Ce n'est pas seulement parce que le gluten participe, d'après sa composition élémentaire des matières animales, que sa présence est utile dans les farines destinées à faire le pain, mais il contribue beaucoup à rendre ce produit alimentaire plus léger sous un même poids et d'une plus facile digestion.

Pour faire comprendre ce que nous venons d'énoncer, nous devons expliquer en quelques mots le rôle que joue le gluten dans la panification.

Le gluten, comme son nom l'indique, est une substance qui, à l'état humide, est molle, élastique, susceptible de s'étendre, pouvant se gonfler et formant un réseau membraneux. Il est insoluble dans l'eau, l'alcool, l'éther soluble dans quelques acides, principalement dans l'acide acétique faible. Ces propriétés expliquent comment la farine forme une pâte homogène plus ou moins solide avec l'eau. Le gluten ramolli tient tous les autres principes constituants de la farine entre ses fibres, et forme une pâte homogène plus ou moins collante. Si on ajoute du levain ou du ferment à cette pâte, ce ferment agit sur le sucre contenu dans la farine et sur le sucre qui est produit par la réaction de l'eau de la température et du gluten sur l'amidon. La fermentation qui a lieu dans ce cas donne lieu à la formation de gaz acide carbonique, à de l'alcool de l'acide acétique, et selon certains auteurs à de l'acide lactique. Le gaz acide carbonique, tendant à s'échapper de l'enveloppe où il se trouve renfermé, soulève le réseau glutineux, se mêle à la pâte, et la pénétrant peu à peu il se loge dans un grand nombre de petites cavités qu'il forme dans la pâte. Plus tard, lorsque la chaleur du four, en combinant une partie de l'eau avec l'amidon et vaporisant l'autre, solidifie la pâte, celle-ci reste parsemée d'une infinité de petites cavités dans lesquelles l'acide carbonique était retenu. Le pain qu'on obtient est alors plus léger et plus blanc, en raison de la division de ses particules. D'après cela, la pâte à faire du pain doit être d'autant plus susceptible de lever et de donner un pain plus léger et plus nourrissant, suivant que la farine employée contiendra plus de gluten.

ANALYSE DES FARINES.

Pour faire l'analyse d'une farine on agit de la manière suivante :

On fait une pâte avec une quantité donnée de farine, 200 grammes par exemple, et une suffisante quantité d'eau; on abandonne le tout pendant l'espace d'une heure; au bout de ce temps on porte la pâte sur un tamis que l'on place dans une terrine contenant de l'eau distillée (1) de manière que l'eau effleure le tissu, on malaxe la pâte entre les mains, en ayant soin de ne pas la délayer ni la diviser, mais d'en séparer l'amidon. Ce produit se répand dans l'eau, tandis que d'autres principes s'y dissolvent, le gluten seul reste dans la main, On renouvelle le lavage à l'aide de l'eau jusqu'à ce qu'elle ne sorte plus laiteuse de la pâte. Les derniers lavages du gluten peuvent se faire sous un filet d'eau, on réunit les divers liquides laiteux dans un vase long pour que l'amidon puisse se déposer; on abandonne le vase dans un lieu frais, afin que la fermentation ne puisse s'opérer; lorsque le liquide a cessé de déposer, on décante la solution louche, le dépôt formé d'amidon et d'un peu de gluten très divisé et qui a passé à travers les mailles du tamis, est recueilli sur un filtre; on le lave jusqu'à ce que l'eau sorte claire, on le fait sécher et on le pèse, on tient note du poids qui est celui de l'amidon; on prend ensuite le liquide qui a été séparé par décantation, on le réunit aux eaux de lavage de l'amidon, et l'on fait évaporer à la température de l'eau bouillante. Pendant l'évaporation on remarque qu'il se forme des flocons

(1) On n'emploie l'eau distillée que lorsqu'on veut faire une analyse exacte ; le plus souvent on fait usage de l'eau ordinaire.

qui ont été regardés par Fourcroy comme étant de l'albumine coagulée, et par Proust comme du gluten. On continue l'évaporation jusqu'à ce que le résidu soit en consistance sirupeuse, on laisse refroidir, puis on le délaie dans de l'alcool qui dissout le sucre, on fait évaporer l'alcool à une basse température, et le résidu pesé donne le poids du sucre contenu dans les 200 grammes de farine. La partie insoluble traitée par l'eau froide, fournit par l'évaporation le mucilage que l'on pèse ; le résidu est formé de phosphate et de matière azotée. Si l'on veut obtenir la résine, il faut traiter la farine par de l'alcool avant de la soumettre à l'action de l'eau, sans cela elle reste mêlée avec le gluten.

Lorsqu'on a la solution alcoolique contenant la résine, on la fait évaporer et le résidu donne le poids de la résine. Pour avoir le poids du gluten, on le ramasse avec précaution de manière à ce qu'il ne reste plus rien sur le tamis et sur la main, on en forme un tout que l'on étend en couche mince sur des assiettes en porcelaine, on porte ensuite à l'étuve pour déterminer la dessiccation; lorsqu'il est sec on le pèse et on a le poids du gluten contenu dans la farine à examiner. Si les farines contiennent peu de gluten, il faut malaxer la pâte faite avec la farine en la plaçant dans un linge et faisant un nouet que l'on malaxe dans l'eau sur un tamis comme nous l'avons indiqué plus haut. On prend le poids des diverses substances obtenues, le poids de ces substances doit représenter celui de la farine employée, si on a opéré avec soin et sans rien perdre.

La farine contient toujours une certaine quantité d'humidité (1), on doit en tenir compte dans l'analyse; pour cela

(1) L'humidité est plus grande depuis quelques années. Cela tient selon nous, à ce que le blé destiné à être moulu est souvent mouillé.

on prend une certaine quantité de farine, on la place dans une capsule en faïence ou en platine, on fait chauffer à la température de l'eau bouillante en agitant continuellement avec un tube de verre. Lorsque la farine est bien sèche, ce qui s'aperçoit à ce qu'elle ne se pelotonne plus, et qu'elle n'adhère plus au tube, on la pèse, et la différence du poids indique la quantité d'eau qu'elle a perdue.

Des moyens propres à faire reconnaître la qualité des farines.

Un point très important pour tous les boulangers et pour toutes les personnes qui achètent des farines, consiste à savoir reconnaître la qualité des farines, qui, toutes composées des mêmes éléments, sont cependant bien différentes les unes des autres. En effet, ces éléments varient, comme nous l'avons dit, selon la nature des grains qui les fournissent; de là cette variété de nuances qu'offre si souvent le pain qu'on prépare. Ainsi la farine dite première, qui est la plus blanche, la farine dite quatrième de gruau qui est la plus bise, contiennent l'une et l'autre les mêmes principes constituants; mais l'amidon et la matière glutineuse sont en plus grande abondance dans les premières farines blanches que dans les dernières, qui possèdent une plus grande quantité de matière extractive et de cette membrane qui revêt intérieurement le son.

Les farines diffèrent encore entre elles, non seulement par rapport au blé qui les a fournies, mais encore relativement à la quantité de chacune des parties dont elles sont formées.

d'avance; on doit se défier des farines humides; en été, elles subissent très rapidement la fermentation.

Le boulanger doit connaître la qualité des farines qu'il achète, sans cela il sera très souvent trompé, et il ne pourra, avec une quantité donnée de farine, obtenir la quantité de pain qu'il doit avoir par la panification. Les moyens que les boulangers emploient, quand ils les emploient, ne sont pas suffisants pour eux, et ils sont souven ttrompés parce que ces moyens peuvent induire en erreur dans le plus grand nombre de cas, comme nous le démontrerons tout à l'heure.

CARACTÈRES DES FARINES.

Une bonne farine est d'un blanc jaunâtre, douce, sèche et pesante; elle s'attache aux doigts; pressée dans la main, elle reste en une pelote; elle n'a aucune odeur; la saveur qu'elle doit laisser dans la bouche peut être comparée à celle de la colle fraîche : la petite quantité de son qui se trouve mélangée à la farine est à un état de poudre si ténue qu'il n'est pas perceptible à nos organes. La farine de moyenne qualité a un *œil* moins vif, elle est d'un blanc plus mat, elle contient un peu plus de son que la première; mais, quand même la quantité de son serait la même dans l'une comme dans l'autre, le pain fait avec cette seconde farine n'en serait pas moins bis; si on la serre dans les mains, elle échappe entièrement, à moins qu'elle ne provienne de blé humide.

Les petits blés, parmi lesquels se trouvent beaucoup de semences étrangères, fournissent des farines qui ont des nuances différentes; elles diffèrent aussi par la couleur, la saveur et l'odeur. Quant aux farines altérées, elles se reconnaissent facilement par leur odeur et leur aspect; elles sont quelquefois aigre, d'autres fois elles ont subi la fermentation putride et sont infectes. Arrivées à cet état, on peut être certain que les farines ont été décomposées ; elles sont d'un blanc terne ou rougeâtre ; placées dans la bouche, elles y laissent un goût acre et piquant plus ou moins prononcé, suivant qu'elles sont plus ou moins gâtées. Il ne faut pas confondre non plus cette saveur avec celle que les farines possèdent quelquefois, et qui est dû au terroir ou aux engrais fétides qui ont fumé le sol dans lequel ont crû les graines (1). Les blés ne fournissent pas seulement de la farine blanche, l'art a su en tirer celle qui, étant la plus voisine de l'écorce, en conserve l'odeur, la saveur et la couleur : on la caractérise ordinairement par le nom de *farine bise ;* sa bonne qualité est marquée par une couleur jaune plus ou moins obscur. Lorsqu'elle n'est pas piquée ou mêlée de petit son, les qualités inférieures de farine bise se connaissent en ce qu'elles sont un peu rudes au toucher, par leur couleur rougeâtre, par du petit son qui s'y trouve mêlé en si grande abondance qu'elles se rapprochent de très près du remoulage, c'est à dire de l'écorce qui revêt le gruau.

Les boulangers et les personnes qui achètent des farines doivent examiner si elles ont les caractères que nous venons d'indiquer, c'est à dire qu'ils doivent consulter l'odeur, la saveur, l'aspect, le toucher ; mais ils ne doivent pas s'arrêter à ces moyens, car ils pourraient être induits en erreur. Dans beaucoup de cas il faut employer d'autres moyens qui sont en leur pouvoir, et qui sont généralement employés par les boulangers qui veulent se rendre compte de leur travail ; ces moyens sont les suivants.

(1) Il serait bon de constater si les engrais ont l'influence qu'on leur attribue ; cette question a de l'importance : nous croyons que souvent pour faire accepter des farines de mauvais goût, on a attribué ce goût à la fumure donnée aux plantes.

Pour juger de la blancheur, de la finesse et de la douceur d'une farine, le boulanger commence d'abord par en prendre une poignée dans le sac ; qu'il roule entre les doigts, et après l'avoir comprimée dans la main, il traîne le pouce sur la masse afin de voir si des points gris ou rouges se présentent à la superficie. Il vaut mieux se servir, pour cet effet, d'une lame de couteau, qui rendant la surface de la farine plus lisse et plus unie, permet aux rayons de lumière qui tombent sur la farine de réfléchir son éclat, sa blancheur et de laisser voir distinctement le petit son que la farine peut contenir : le lieu où se fait cette épreuve a de l'importance. Il est bon de choisir celui dont le jour est fort clair et de changer de position. On pourrait, comme nous l'avons fait, employer avec avantage une loupe qui permettrait d'examiner la farine avec plus de facilité, car les grains étant rendus plus gros ils pourraient être vus plus distinctement.

Un second moyen consiste à prendre la quantité de farine que le creux de la main peut renfermer, et avec de l'eau fraîche de faire une boulette d'une consistance qui ne soit pas trop ferme et pas trop tendre. Si la farine a absorbé beaucoup d'eau, c'est à dire environ le tiers de son poids, si la pâte qui en résulte s'affermit promptement à l'air, si elle prend du corps et s'alonge sans se séparer, c'est un signe que la farine est bien faite, que le blé qui l'a fournie est de bonne qualité; si au contraire la pâte mollit, s'attache aux doigts lorsqu'on la manie, si elle est courte et se rompt facilement, on doit en conclure que la farine est de moyenne qualité et qu'elle est même altérée, si, en cette circonstance, elle a une odeur désagréable et un mauvais goût.

Cette manière, quoique la moins équivoque pour déceler la bonté d'une farine, peut encore induire en erreur par la manière dont on opère. En effet, si on ne donne pas à l'eau le temps de se combiner avec la farine ou qu'on en emploie une trop grande quantité, si la masse qui en résulte est faite par une main mal propre ou trop chaude, si on ne la manie pas assez longtemps pour qu'elle devienne flexible et uniforme, la pâte, loin de s'alonger, se cassera et fera soupçonner, à tort, que la farine sur laquelle on opère est d'une mauvaise qualité. En effet, cette opération défavorable proviendrait du défaut d'observation sur la saison et sur les moyens employés pour bien juger une farine; car il est bien constant, et nous nous sommes assuré par nous-mêmes de ce que nous énonçons, que la boulette préparée en été avec de l'eau chaude, et en hiver avec de l'eau froide et prête à se glacer, est courte, se rompt facilement et ne prend pas de corps; ce moyen n'est donc pas sans inconvénient. Il serait bon, si on employait toujours une même quantité de farine et la quantité d'eau nécessaire à former toujours une pâte également solide, qu'elle fût faite à la même température, et qu'elle fût malaxée pendant un même temps et avec la même force; mais on comprend que cela ne peut être fait quand bien même on le voudrait.

Le procédé suivant est beaucoup plus sûr, c'est celui qui a été employé pour faire l'analyse des farines; si on opère avec précaution et avec soin, on en obtiendra de bons résultats. C'est aussi celui qui est employé par les chimistes pour constater quelles sont les qualités des farines soumises à leur examen. Voici en quoi il consiste : on prend 500 grammes de farine, on en fait une pâte avec une certaine quantité d'eau froide, on malaxe cette pâte pendant un certain temps entre les doigts, de manière à ce qu'elle ne présente aucuns grumeaux, puis on la malaxe de nouveau entre les mains en se plaçant sous le robinet d'une fontaine, de manière à obtenir un petit filet d'eau; à défaut de fontaine on pourrait employer un vase quelconque rempli d'eau, dans lequel on plongerait un siphon d'où s'écoulerait un très petit filet d'eau. L'eau qui est tombée sur la pâte doit traverser un tamis afin de recueillir le gluten et les portions de la pâte qui pourraient se détacher ; il faut faire en sorte de contenir la pâte toujours dans la même forme, de la retourner et d'exprimer continuellement, sans jamais la désunir, car sans cela on ne pourrait extraire toute la matière amylacée. Dès que l'eau aura séparé toute la matière farineuse et qu'elle cessera d'être blanche, il restera dans les mains une substance collante, qui étant étendue présente une membrane transparente, jouissant de la propriété de s'étendre, ne s'attachant pas aux doigts mouillés. On pèse cette substance, et si pour 500 grammes on obtient 150 grammes (5 onces), on peut regarder la farine essayée comme étant de bonne qualité.

La farine qui fournira le plus de gluten, devra être considérée comme de meilleure qualité, elle sera d'un bon travail, elle donnera un pain savoureux, léger, agréable et *vice versa*. Nous disons la farine, car le blé pourrait en contenir beaucoup et la farine fort peu selon sa mouture, ainsi qu'on a pu en juger. Le gluten, comme on le voit, joue un très grand rôle dans la panification. Sans lui on ne peut obtenir de bon pain, nous ne disons pas cependant qu'il est impossible d'opérer la panification sans ce corps, car l'un de nous (M. Robine) a panifié la fécule de pommes de terre sans avoir recours au gluten. (*Bulletin de décembre* 1839, *de la Société d'encouragement.*)

On compte cinq sortes de farine qui ont chacune des propriétés générales et particulières, c'est spécialement la proportion de la matière glutineuse qui les distingue. Ainsi la

[library stamp] I

farine blanche de gruau en contient environ 150 grammes (5 onces) pour 500 grammes (1 livre) de farine. La farine *dite de blé* 135 grammes (4 onces et demie). Ce gluten est moins blanc et moins beau. La troisième *farine de gruau* 96 grammes (3 onces), enfin la dernière *dite quatrième de gruau*, à peu près 48 grammes (1 once et demie), le gluten est d'un gris sale. Ces quantités ne sont pas rigoureuses mais approximatives; elles peuvent varier, car on sait que les vissicitudes des saisons, la nature du sol, peuvent influer d'une manière très sensible sur la quantité et la qualité du gluten.

Les proportions de gluten qui se trouvent dans les farines peuvent encore varier, non seulement en raison des circonstances que nous venons d'indiquer, mais encore relativement à la mouture. Les meules trop rapprochées, par exemple, produisent une action trop vive sur la matière glutineuse, cette dernière éprouve une telle chaleur qu'elle acquiert une odeur d'échauffé qui se communique à toute la farine. Lorsque les farines présentent ce caractère on dit vulgairement qu'elles ont l'*odeur de pierre à fusil;* cette farine perd en outre de sa tenacité et de son élasticité.

Quoi qu'en disent certains auteurs, les farines bises possèdent plus de matière extractive que les farines blanches, qui sont plus riches en gluten; elles absorbent aussi plus d'eau, et fournissent plus de pain en raison de la grande quantité de petit son qui s'y trouve mélangée. Dans le pain de munition, par exemple, à 10 p. % d'extraction, le son est dans tout son entier, jouissant de ses propriétés. Le pain en provenant attire l'humidité de l'air, il s'altère plus ou moins vite; cette altération est suivie d'acidité. Une petite quantité de son dans la farine est nécessaire à la mastication, elle produit par la coction un tout meilleur; le contraire a lieu si la farine contient plus de son, et ces sortes de pains peuvent devenir le germe de maladies fort graves pour l'armée, l'on a eu trop à déplorer ces cas souvent présentés (1). Ces essais ont été répétés par nous, et nous nous sommes assurés de ce que nous avançons.

On voit d'après tout ce que nous venons de dire qu'on ne doit pas, dans l'achat d'une farine, se contenter de l'examen des propriétés physiques, mais qu'il faut y joindre l'emploi des moyens mis en usage journellement.

Jusqu'à présent on en était réduit à ces moyens qui ne sont qu'approximatifs, et qui présentaient encore des chances d'erreur, selon l'habitude et le soin des manipulations; aucun moyen jusqu'ici n'a pu indiquer le rendement d'une farine; maintenant, nous pensons qu'il en est autrement, car l'un de nous vient de faire construire un instrument à l'aide duquel on peut non seulement faire connaître le rendement d'une farine, mais encore déterminer d'une manière positive si cette farine est de bonne qualité; cet instrument est simple, peu embarrassant, il peut être manié par tout le monde, n'exige aucune étude particulière. Cet instrument, auquel nous avons donné le nom d'*Appréciateur des farines*, va être décrit ici, en faisant suivre cette description d'une instruction pour son emploi.

DESCRIPTION DE L'APPRÉCIATEUR.

Cet instrument est fondé sur la propriété qu'à l'acide acétique faible de dissoudre tout le gluten et la matière albumi-

(1) *Voir* les notes de M. de Niceville de Metz, publiées dans le *Journal la Concurrence, Courrier des marchés*, de janvier, 1839 à 1840, et le n° du 24 novembre 1839, de l'*Echo des Halles*.

neuse contenus dans une farine sans toucher à la matière amylacée, et sur la densité qu'acquiert la solution de ces substances dans l'acide acétique. Ces faits étant connus, on conçoit qu'un poids de farine étant pris et traité par l'acide acétique, celui-ci dissoudra tout le gluten et la matière albumineuse de cette farine, et fournira une liqueur plus ou moins dense suivant que la quantité de gluten et de matière albumineuse sera plus ou moins considérable. Si on vient ensuite à placer dans ce liquide, un aréomètre ou un instrument destiné à prendre la densité du liquide, on voit qu'il s'enfoncera d'autant moins que la liqueur sera plus dense, et par conséquent d'autant plus qu'elle le sera moins. Ces faits établis, on comprend que plus une farine doit rendre de pain, plus la liqueur fournie doit être dense, puisqu'il n'y a que le gluten et la matière albumineuse dissous qui déterminent cette densité, et qu'il nous est démontré qu'une farine fournit d'autant plus de pain que celle-ci contient plus de gluten et de matière albumineuse.

Si on divise cet aréomètre de telle manière que chaque degré représente un pain du poids de 2 kilogrammes, en employant une quantité de farine représentant un sac de farine pesant 159 kilogrammes, et une quantité donnée d'acide acétique, moins l'instrument s'enfoncera dans la liqueur provenant du traitement de la farine par l'acide acétique, plus cette farine sera d'un bon rendement et pourra être considérée comme étant de bonne qualité, pourvu, toutefois, que le gluten soit de bonne nature, ce dont on s'aperçoit facilement, comme nous l'indiquerons tout à l'heure.

Manière d'opérer.

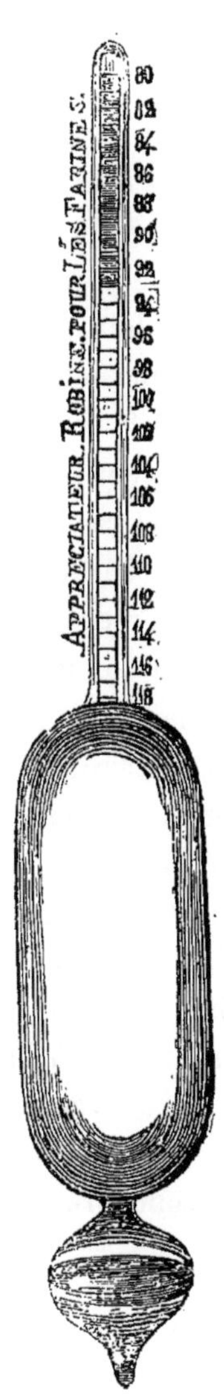

On prend de l'acide acétique distillé, concentré et pur, on l'étend d'eau distillée de manière à ce que l'acide étendu marque 93° à l'appréciateur, en ayant soin d'opérer à la température de 15°, c'est à dire que la liqueur marque 15° de chaleur au thermomètre centigrade; il faut que le degré de l'acide acétique soit rigoureusement pris à l'appréciateur. On prend ensuite 24 grammes de farine si elle est belle, et 32 grammes si elle est de deuxième ou de troisième qualité; on place cette farine dans un mortier de porcelaine ou de verre, on la divise convenablement au moyen d'un pilon, on prend ensuite 183 grammes d'acide acétique préparé comme nous l'avons dit, ou 6/32e de litre si on a employé 24 grammes de farine, et 244 gram. ou 8/32e de litre si on en a employé 32 grammes (1). On verse

(1) Il faut toujours que l'acide acétique étendu soit dans les proportions de 1/32e de litre pour 4 grammes (1 gros) de farine.

une portion de cette quantité d'acide dans le mortier en agitant de manière à faire délayer la farine sans laisser de grumeaux ; on triture pendant environ cinq à six minutes afin que la dissolution du gluten ou de la matière albumineuse soit complète, puis on ajoute le reste de l'acide acétique ; on jette le tout dans un verre à expérience (verre conique), que l'on couvre avec du papier, et que l'on place dans un vase contenant de l'eau fraîche, afin que la température du liquide soit à peu près constante, 15°; on laisse reposer la solution, qui est laiteuse, pendant une heure. Il se produit alors un précipité qui est formé de deux couches, l'une inférieure formée d'amidon, et l'autre supérieure formée de son; le liquide qui surnage le précipité est laiteux, il tient en dissolution le gluten. On remarque, à la surface de ce liquide, une écume que l'on enlève avec une cuillère. Par la seule inspection de ces produits, ainsi séparés, on peut reconnaître, lorsqu'on en a l'habitude, la qualité de la farine, la blancheur et la qualité du pain qu'elle doit produire.

Au bout d'une heure, on décante la liqueur claire, et qui est mucilagineuse, dans une éprouvette, on attend deux ou trois minutes, puis l'on plonge l'appréciateur dans le liquide, et on examine jusqu'à quel degré l'instrument s'enfonce; ce degré indique la quantité de pain de 2 kilogrammes qu'elle doit donner pour 159 kilogrammes de farine. Une farine de bonne qualité ordinaire doit marquer de 101 à 104° à l'appréciateur, c'est à dire qu'un sac de farine de 159 kilogrammes doit fournir de 101 à 104 pains de 2 kilogram. (1).

Si l'on veut poursuivre l'expérience pour connaître entiè-

(1) La teinte colorée de l'appréciateur ne sert pas dans cette opération, elle n'a été placée que pour indiquer jusqu'à quel degré on doit étendre d'eau l'acide acétique.

froment la nature du gluten, sa qualité ou la quantité dissoute, on verse le liquide dans un vase convenable et on le sature par du sous-carbonate de potasse, en ayant soin de ne pas trop ajouter à la fois de ce sel, sans cela l'effervescence qui se produirait pourrait faire passer le liquide sur les bords du vase; on agite avec un tube de verre afin de faciliter le mélange. Le gluten, dissous par l'acide acétique, se sépare et vient nager à la surface du liquide; on le recueille sur une toile très serrée, ou ce qui vaut mieux, sur un morceau de *bluterie*, et on le lave à l'eau froide; on obtient alors le gluten entier et qui jouit de toutes ces propriétés. Il est analogue au gluten qu'on extrait en malaxant la farine dans l'eau, d'après Beccaria (1).

L'appréciateur indique, il est vrai, la plus ou moins grande quantité de gluten, son rendement en pain. S'il fait soupçonner que la farine sur laquelle on a opéré est mélangée à des substances étrangères, il ne peut, d'une manière certaine, indiquer avec quelle substance la farine a été mélangée, il faut alors avoir recours à des procédés qui puissent indiquer la nature de la substance avec laquelle on a fraudé la farine; c'est ce que nous allons indiquer dans cette partie de notre travail.

DE LA FALSIFICATION DES FARINES.

On sait depuis longtemps que des fraudeurs ajoutent à la farine diverses substances d'un prix inférieur au prix de la farine, et que cette fraude se fait principalement dans le moment où la farine de froment est à un prix élevé.

(1) On peut se procurer, chez M. Dinocourt, quai Saint-Michel, 7, à Paris, la présente Notice, l'appréciateur Robine, et le thermomètre nécessaire à ces opérations.

Les substances que les vendeurs ajoutent à la farine sont de la fécule, de la farine de fèves, de pois, quelquefois même on ajoute à ces substances du phosphate et du carbonate de chaux (de la craie),

Le mélange de la farine avec les diverses substances dont nous avons parlé étant nuisible à la santé, nous avons cru devoir traiter de ces fraudes, et indiquer les moyens de les reconnaître, afin de mettre tout le monde à portée de reconnaître si une farine est pure ou non. La personne qui fabrique le pain a tout intérêt de savoir si la farine qu'elle emploie est falsifiée; car, à l'exception de la farine de féveroles, toutes les autres substances qu'on y mêle peuvent causer une perte considérable au boulanger, en ce qu'elles ne rendent pas autant que si elles étaient pures.

Falsification de la farine par la fécule.

Le prix élevé de la farine a donné lieu, en 1839, à cette fraude; presque toutes les farines qui se trouvaient en vente dans Paris étaient ainsi mélangées, plusieurs ont été saisies et soumises à l'examen des chimistes. Le mélange de la farine porte un préjudice très grand aux boulangers, il ne provient pas de ce que le pain fabriqué avec cette farine a un mauvais goût, mais parce que la farine ainsi mélangée de fécule n'absorbe pas autant d'eau pendant la panification que si elle était pure, de façon que le rendement d'un sac de farine féculée est moindre que celui d'un sac de farine pure; il est d'autant moindre que la fécule y a été ajoutée en plus grande quantité, cela s'explique facilement (1). Nous avons

(1) Il est bon de dire que la fécule préparée par l'un de nous et réduite en dextrine n'offre pas ces inconvénients dans l'acte de la panification.

dit précédemment qu'une farine rend d'autant plus qu'elle contient plus de gluten ou de matière albumineuse, et d'autant moins que la quantité de gluten et d'albumine est moindre. La farine qui contient de la fécule, contient par conséquent moins de gluten et de matière albumineuse, puisque la fécule ne renferme pas ces substances; dans tous les cas, le pain fait avec de la farine féculée, pour peu que celle-ci soit dans des quantités un peu considérables, aura un goût particulier qui le fera reconnaître. Jusqu'à présent aucun procédé n'a été indiqué pour déterminer les quantités de fécule mêlées à la farine, mais on a indiqué des moyens certains pour faire reconnaître ce mélange. Les farines vendues ne doivent point contenir de fécule et celui qui en ajoute se rend passible des peines portées en l'article 423 du Code des délits et des peines.

Moyens proposés.

Les moyens qui ont été proposés jusqu'à ce jour sont nombreux, nous nous contenterons d'indiquer les principaux:

Le premier consiste à examiner la farine suspecte, soit à la loupe, soit à l'œil nu, en ayant soin de se placer au soleil, dans le but de connaître si elle présente des points brillants; ce moyen n'a pas de valeur, il ne peut être employé, car il induit toujours en erreur. En effet, M. Chevallier, dans un travail qu'il a publié, et qui est relatif à la farine mêlée de fécule, a fait voir que la farine pure présentait, lorsqu'on l'examinait à la loupe, des points brillants, dus à l'amidon qui existe dans le blé, cependant ce chimiste a observé que la farine féculée présentait une plus grande quantité de ces points brillants. Mais on ne peut, sans s'exposer à de graves erreurs, employer ce procédé.

2° On a proposé de séparer le gluten de la farine comme nous l'avons indiqué, et de prendre le poids; ce moyen peut être fautif, car comme nous l'avons dit précédemment, le sol, la saison, et une foule de circonstances peuvent faire varier les proportions de gluten contenues dans la farine. Ainsi M. Vauquelin a démontré que la farine d'Odessa donnait 12 et 14 pour 100 de gluten sec, tandis que les farines de nos départements n'en fournissent que 9 à 10. L'on voit donc que l'on peut très facilement mêler de la fécule à la farine d'Odessa, et obtenir autant de gluten que si l'on opérait sur une farine pure.

3° On a indiqué de se servir de l'odeur, de la saveur, de l'odeur des émanations qui sont dégagées des farines par l'acide chlorhydrique, sulfurique, etc., comme pouvant servir à faire reconnaître la présence de la fécule, mais ces émanations qui sont difficiles à saisir, peuvent induire en erreur, et ne permettent que le doute.

4° On a proposé aussi l'emploi de l'iode et de l'eau, avec laquelle on ferait, à l'aide de la farine, une pâte qui prendrait une teinte plombée, passant au violet si la farine est pure, tandis qu'avec de la farine mêlée de fécule on obtient une pâte qui prend une couleur violette et présente des points brillants. MM. Chevallier et Boys de Loury ont vu que la farine exposée à la vapeur d'iode devenait brune, tandis que la fécule gardait son brillant et prenait une teinte dorée; mais il faut être exercé pour pouvoir apprécier ces différences.

5° On a proposé de prendre un poids déterminé de farine de froment, d'en former une pâte à l'aide de l'eau, et de s'assurer de la quantité d'eau que la farine essayée aura absorbée. Nous n'avons pas besoin de dire que ce moyen présente des chances d'erreur, car les farines, selon la température de l'année dans laquelle le blé a été récolté, selon la nature du sol, leur degré de sécheresse, de ténuité, etc., absorbent des quantités différentes d'eau.

6° On a proposé de prendre le poids spécifique de la farine suspectée, de le comparer à celui de la farine pure, en partant de la connaissance du poids de différentes farines; ainsi l'auteur indique que le poids d'une mesure de farine de première qualité est de 32 à 33, celui de la farine pure de deuxième de 37 à 38, celui de la farine de troisième de 49 à 50, celui de la fécule de 84 à 85. Ce moyen peut, dans quelques cas, être mis en pratique, mais il n'est pas non plus exempt d'erreurs; car, si l'on opère sur de la farine telle qu'on la trouve dans le commerce, celle-ci peut être plus ou moins humide, et peser, par conséquent, plus que si elle était sèche; de même le tassement des farines dans la mesure destinée à être pesée donne lieu à des différences de poids.

7° On a proposé de traiter le mélange de farine féculée comparativement avec un mélange d'eau et de farine pure, d'ajouter de la teinture d'iode, et de mettre le résidu avec de l'ammoniaque qui décolore la farine et ne décolore pas la fécule. Ces essais, faits par M. Chevallier et répétés par nous, ne nous ont pas fourni les mêmes résultats que ceux indiqués par l'auteur.

8° On a encore indiqué de délayer la farine dans de l'eau, d'introduire le mélange dans un tube de verre gradué, de laisser reposer pendant cinq ou six heures, et d'examiner le dépôt au bout de ce temps, comparativement avec un dépôt obtenu d'un mélange fait avec la farine pure et l'eau. Si la farine est mélangée de fécule, elle fournit un dépôt plus considérable.

9° Un moyen qui serait bon, s'il ne nécessitait l'emploi

d'appareils qui ne peuvent être maniés par tout le monde, est celui proposé par M. Rodriguez, et qui se trouve consigné dans les *Annales d'hygiène publique*, tome VI, page 199. Ce praticien a vu qu'en décomposant de la farine pure à l'aide de la chaleur dans une cornue, et en recevant les produits dans un vase contenant de l'eau, on obtenait un produit qui était *complètement neutre* si la farine est pure; qu'il en est de même pour la farine de seigle, tandis que les farines de riz, de maïs, d'amidon, de froment, la fécule, donnent des produits acides; et que les divers mélanges faits avec ces farines et celle de froment donnent les mêmes résultats que si l'on eût distillé les farines de riz, de maïs, etc. Ainsi l'auteur a reconnu que parties égales de farine de froment et de fécule de pomme de terre fournissaient un produit dont l'acidité était exactement la même que si l'on eût distillé de la fécule de pomme de terre pure; que le liquide obtenu de ces diverses opérations, saturé par des solutions équivalentes de carbonate de potasse (d'après la quantité qu'il en faut pour la saturation), pourrait faire connaître, à quelque chose près, dans quelle proportion est fait le mélange. Ainsi, 1° 100 parties de fécule de pomme de terre ont donné un produit acide qui a exigé pour sa saturation en carbonate de potasse 38 divisions; 2° 50 de farine de froment et 50 de fécule de pomme de terre ont donné un produit qui en a exigé 19. L'auteur a encore fait des observations sur les farines mélangées à de la farine de pois, haricots, etc.; nous ferons connaître les résultats qu'il a obtenus lorsque nous traiterons spécialement du mélange de la farine avec ces substances.

Il est à regretter 1° que cette opération ne puisse se faire que par des personnes qui ont l'habitude de manier des appareils; 2° qu'elle exige un temps assez long.

10° Un procédé que nous ne devons pas passer sous silence, c'est celui qui a été proposé par M. Boland, boulanger à Paris, et qui lui a valu une médaille d'or de la Société d'encouragement. Voici en quoi il consiste :

On prend 20 grammes de farine, on en fait une pâte en mêlant la farine avec une certaine quantité d'eau dans un vase en porcelaine, on lave ensuite la pâte au dessus d'un verre à pied de forme conique; on laisse déposer pendant une heure la fécule qui a été enlevée à la pâte par le lavage; au bout de ce laps de temps on retire l'eau qui surnage le précipité, au moyen d'un siphon; deux heures après on achève d'enlever l'eau au moyen d'une pipette : le résidu est alors formé d'une couche supérieure renfermant du gluten divisé et d'une couche inférieure formée par l'amidon, on retire la première couche à l'aide d'une cuillère, et douze heures après on peut enlever le cone d'amidon sans le briser. Si la farine essayée était pure, la masse est parfaitement homogène ; si elle contenait de la fécule, le sommet du cone est formé presque entièrement de fécule qu'il est facile de reconnaître par l'aspect brillant avec lequel elle se présente.

On peut en outre agir de la manière suivante : on détache le sommet du cône, après l'avoir trituré dans un mortier d'agate, on y ajoute de l'eau, et on filtre la liqueur; celle-ci se colore immédiatement en bleu violacé par le contact de l'iode; la coloration ne disparaît qu'après vingt-quatre heures si l'on agit sur de la fécule, tandis que si on a opéré sur de l'amidon on n'obtient qu'une légère teinte violette qui disparaît aussitôt.

Suivant M. Boland, l'épaisseur de la couche de fécule qui se trouve au sommet du cône peut aider à déterminer approximativement la quantité de fécule qui avait été ajoutée à la farine.

Moyen à l'aide duquel on peut reconnaître la fécule dans une farine.

Le procédé suivant, qui est extrait du *Journal des Connaissances nécessaires et indispensables* (numéro de mai 1839), publié sous la direction de M. A. Chevallier, est celui qui est maintenant employé. Voici en quoi consiste ce procédé :

On prend :

Farine	16 grammes (4 gros.)
Grès en poudre . . .	16 grammes (4 gros.)
Eau	1/16e de litre.

On triture ensemble ces substances dans un mortier pendant cinq minutes, ayant soin d'appuyer fortement sur le pilon; on ajoute ensuite l'eau par petites portions de manière à former une pâte homogène qui est délayée avec le reste de l'eau; on jette ensuite le liquide sur un filtre pour obtenir une liqueur claire; on prend ensuite 1/32e de litre de la liqueur claire, on la met dans un verre à expérience, puis on y ajoute 1/32e de litre de la solution aqueuse d'iode qu'on a préparée à l'instant en jetant sur de l'iode 8 grammes (2 gros) 500 grammes (1 livre) d'eau (1/2 litre), agitant pendant huit minutes et laissant déposer (1).

Si on agit comparativement sur de la farine pure et sur de la farine mêlée de fécule seulement de 10 p. 0/0, on voit, 1° que l'eau qui provient du traitement de la farine pure est

(1) La quantité d'iode indiquée peut servir à préparer plus de cinquante litres d'eau, mais il faut qu'elle soit récente ; aussi chaque fois qu'on s'en est servi on jette le reste du liquide, on laisse l'iode dans le fond du flacon, et l'on remet de l'eau quand on veut opérer de nouveau.

colorée en rose tirant sur le rouge. Cette coloration disparaît d'autant plus vite que les blés ou farines auront été récoltés et fabriqués par un temps plus humide : c'est une remarque qui du reste nous a frappés dans les essais que nous avons eu à faire sur de nombreux échantillons de farine de toute provenance, et qui peuvent donner des indices favorables sur leur rendement et sur leur bonne conservation. 2° Que si l'on a agi sur de la farine féculée, la liqueur fournit une couleur qui tire sur le violet foncé, couleur qui disparaît bien plus lentement.

Si l'on examine pendant un certain temps les liqueurs, on voit que la coloration qu'a prise l'eau provenant de la farine, commence à blanchir par le bas du vase, et que la coloration disparait totalement au bout de huit à dix minutes.

2° Que la coloration de l'eau provenant de la farine féculée fait le même effet, mais que la disparition est beaucoup moins prompte, et que la couleur violette se conserve longtemps à la surface du liquide, de sorte que l'eau est pour ainsi dire partagée, comme si elle était formée de deux liquides différents, colorés l'un en blanc, l'autre en violet.

Ce procédé est simple, il demande peu de temps, et il s'applique avantageusement aux vermicelles, aux pâtes d'Italie, etc., ainsi que nous nous en sommes assurés. Il est maintenant mis en pratique, et après s'être exercé avec des mélanges de farine et de fécule que l'on fait soi-même, opérant comparativement avec de la farine pure et de la farine mêlée de fécule, on parvient facilement à reconnaître les falsifications de ce genre et à ne pas se laisser tromper dans l'achat de ces produits. La farine simplement mêlée de fécule, celle qui a été mêlée, puis passée sous la meule et blutée, peut être essayée de la même manière.

FARINE DE FROMENT MÉLANGÉE DE FARINE DE FÉVEROLES.

Cette adultération mise en pratique depuis peu de temps a pris une extension tellement grande qu'en 1839, où le prix du blé était très élevé, presque toutes les farines qui se trouvaient sur la place de Paris étaient ainsi fraudées; une grande quantité le sont encore maintenant, ainsi que nous avons pu nous en convaincre. Cette falsification ne se fait pas seulement dans cette ville, mais dans certaines contrées du midi de la France où les mélanges se font dans les proportions de 10 à 15 p. 100 de farine de féveroles. D'après cela, on conçoit qu'il est de toute nécessité de faire connaître les procédés à l'aide desquels on peut reconnaître ces mélanges.

On ne peut au moyen des propriétés physiques reconnaître cette falsification; car une farine bien travaillée, des mélanges bien faits, mettent l'œil en défaut.

La farine de féveroles, celle bien préparée, est d'un blanc jaunâtre, douce au toucher; elle se pelotonne, colle moins dans la bouche que celle de froment; elle a une saveur particulière, âcre, qui rappelle celle des haricots crus.

Nous avons fait à plusieurs reprises des recherches dans le but de reconnaître si cette farine contenait du gluten; nous avons employé les moyens ordinaires, mais les résultats de nos essais ne nous fournirent aucune quantité de gluten. En se servant d'une toile pour malaxer la pâte faite avec cette farine, il ne restait sur la toile que l'écorce de la féverole; l'amidon qui s'était déposé dans le vase n'avait pas le cri de l'amidon de froment, ni celui de l'amidon de pommes de terre, ce qui est dû probablement au mucilage qui enveloppe cet amidon et qui s'y trouve en très grande quantité. Des essais faits sur cette farine ont démontré qu'elle pouvait seule et sans levure subir la fermentation. Lès moyens que l'on a proposés jusqu'à présent pour reconnaître cette falsification sont peu nombreux, et si on examine ce qui a été fait sur ce sujet, on voit qu'on compte à peine trois ou quatre procédés, parmi ceux proposés; nous devons citer celui indiqué par M. Rodriguez. Il consiste à distiller dans une cornue de grès de la farine de féveroles, de recueillir le produit de la distillation dans un vase contenant de l'eau; si on examine le produit après la distillation, on remarque qu'il a une réaction alcaline, tandis que si on agit de la même manière avec de la farine pure, on obtient un produit qui est parfaitement neutre. Cette alcalinité ne se fait remarquer que lorsqu'on opère sur la farine de haricots, de lentilles, de pois. Si on mélange ces farines avec celle de froment, elles se comportent comme si elles étaient pures, c'est à dire que le produit de la distillation sera alcalin. Ce moyen serait bon, comme nous l'avons déjà dit précédemment, si on avait un laboratoire à sa disposition. Cette difficulté dans les modes d'expérimentation est la cause que le procédé de M. Rodriguez est resté dans l'oubli.

MOYENS A L'AIDE DESQUELS ON PEUT RECONNAITRE LA FARINE DE FÉVEROLES DANS LA FARINE DE FROMENT.

Le moyen suivant, qui est extrait du *Journal des connaissances nécessaires et indispensables*, numéro de février 1840, est maintenant employé par un grand nombre de personnes : il est d'une exécution facile et n'exige aucune étude particulière. Voici en quoi il consiste.

On prend :

Farine.	16 grammes (4 gros.)
Grès en poudre.	16 grammes (4 gros.)
Eau.	1/16e de litre.

On triture dans un mortier de biscuit ou de porcelaine la farine avec le grès pendant cinq minutes (la farine de féveroles donne plus de peine) ; au bout de ce temps, on ajoute l'eau par petite portion de manière à former d'abord une pâte bien homogène que l'on délaye ensuite dans le reste de l'eau; on jette sur un filtre. On a remarqué que l'eau qui provient de la farine mélangée de farine de féveroles, filtre moins vite et reste constamment louche, cela n'arrive pas toujours. Lorsque l'eau est filtrée, on prend 1/32ᵉ de litre de la liqueur filtrée que l'on met dans un verre à expérience, puis on y ajoute 1/32ᵉ de litre d'eau iodée préparée à l'instant, de la même manière que nous l'avons indiqué, page 30.

Si l'on agit comparativement sur de la farine pure et sur de la farine mêlée de farine de féveroles (10 p. 100), on voit : 1° que l'eau qui provient de la farine pure est colorée en rose, tirant sur le rouge; 2° que si l'on agit sur de la farine mélangée de farine de féveroles, la liqueur fournit un liquide qui prend la couleur de *chair* (rose), laquelle est plus ou moins prononcée, et qui disparaît d'autant plus vite, qu'il y a plus ou moins de farine de féveroles dans le mélange. Avec la farine de féveroles pure on obtient un liquide qui, par l'iode, prend une coloration ardoise (1).

Un autre procédé très simple peut aussi être employé avec succès, c'est le suivant :

On prend 8 grammes (2 gros) de farine suspectée, on les

(1) Les quantités de gluten, d'albumine, de mucilage, quoique inappréciables par l'iode, contribuent cependant à produire une coloration plus ou moins intense. Aussi voit-on la fécule de pommes de terre passer au bleu violet; celle de froment, au rose, se décolorer plus ou moins vite; celles de seigle, de fèveroles, etc., demande un peu moins de temps; l'iode agit dans ce cas sur la partie *extractive*.

délaie dans un verre à pied, avec 1/32 de litre d'eau ordinaire, de manière à en former une pâte bien homogène, et qui ne contienne plus de grumeaux; on y verse ensuite 1/32 de litre d'eau iodée; si l'on agit sur de la farine pure, on remarque que la liqueur se colore en rose tirant sur le rouge, tandis que si l'on agit sur de la farine mélangée de farine de féveroles elle se colorera en couleur de chair. Cette coloration persiste moins longtemps que celle de la farine, et elle disparaît d'autant plus vite, que la farine de féveroles y est mêlée en plus grande quantité.

Nous avons observé que lorsqu'on faisait macérer une certaine quantité de farine pure dans l'alcool pendant vingt-quatre heures, en agitant de temps en temps, et qu'on filtrait, on obtenait, par l'évaporation de l'alcool, une matière grasse mélangée d'une petite quantité de sucre. Cette substance a une saveur sucrée, puis douce, etc.; elle a de l'analogie avec celle du beurre de cacao. Si on opère sur une farine mélangée seulement de 10 p. 100 de farine de féveroles, le résidu qu'on obtient a une saveur âcre qui se fait principalement ressentir dans l'arrière-bouche.

Nous ferons remarquer que ce moyen seul ne pourrait suffire pour dire qu'une farine est mélangée de farine de féveroles; il faudrait toujours avoir recours aux moyens que nous avons indiqués précédemment.

FARINE FALSIFIÉE PAR DU CARBONATE ET PAR DU PHOSPHATE DE CHAUX.

La fécule et la farine de féveroles ne sont pas les seules substances avec lesquelles la farine de froment a été falsifiée, des vendeurs, ne consultant que leur intérêt, et conduits par la cupidité et par leur désir d'acquérir de la fortune, se jouent de la santé de leurs semblables, et ces hommes qui méritent la juste sévérité des lois ont poussé la fraude jusqu'à employer le carbonate et le phosphate de chaux sans s'inquiéter si de pareils mélanges ne seraient pas nuisibles à la santé publique.

On conçoit qu'une pareille fraude, nuisible à la santé, est encore une fraude qui tourne au détriment du boulanger, car il est démontré que le rendement d'un sac de farine, ainsi mélangé, est bien moins considérable que celui d'un sac de farine pure.

Le procédé à l'aide duquel on peut reconnaître le mélange de carbonate de chaux dans la farine est le suivant : on prend une certaine quantité de farine (20 grammes), on la délaie dans une certaine quantité d'eau distillée (100 grammes), puis on y ajoute de l'acide chlorhydrique (muriatique). On remarque, lorsqu'on agit sur une farine contenant du carbonate de chaux, qu'il y a production d'une effervescence qui est plus ou moins considérable, selon la quantité de carbonate ajouté, effervescence qui est due à l'acide carbonique qui se dégage. On filtre la liqueur en ayant soin de se servir de papier à filtre qui ne contienne pas de carbonate calcaire. On verse ensuite dans la liqueur filtrée de l'oxalate d'ammoniaque ; il y aura un précipité d'oxalate de chaux si on agit sur de la farine mêlée de carbonate de chaux. Si on opère de la même manière sur de la farine pure, on n'obtiendra rien de semblable, c'est à dire : 1° qu'il n'y aura point d'effervescence par l'acide chlorhydrique ; 2° qu'on n'obtiendra aucun précipité par l'oxalate d'ammoniaque. On doit avoir le soin de n'employer que de l'eau distillée.

Un autre procédé, qui est aussi applicable pour la farine contenant du phosphate de chaux, est le suivant : on carbonise et on incinère 10 grammes de farine préalablement desséchée, et on pèse le résidu de cette calcination, qui doit être de 8 à 9 centigrammes. S'il excédait ce poids, on pourrait considérer cette farine comme impure, c'est à dire comme contenant des matières étrangères. En effet, nous avons vu, d'après plusieurs calcinations faites sur diverses farines de divers pays, pures et desséchées, que la moyenne des poids des résidus que nous avons obtenus était de 8 à 9 centigrammes pour 100 grammes.

Nous devons dire en terminant ce qui a rapport aux falsifications des farines, qu'on pourrait facilement faire cesser ces fraudes, comme l'a dit M. Chevallier, en demandant que les sacs de farine livrés au commerce fussent plombés, et que les plombs apposés portassent la marque du vendeur. Si une farine était fraudée, l'examen de la farine contenue dans les sacs non ouverts et plombés, permettraient d'établir judiciairement la fraude. Plusieurs meuniers qui font un commerce loyal, ont compris l'utilité de cette sage prévoyance et les garanties qu'elle offre aux acheteurs et même au meunier, qui pourrait être attaqué à raison de farine qu'il n'a pas livrée. Aussi, font-ils plomber les sacs de farine qu'ils livrent au commerce.

DE L'EAU.

L'eau est un des éléments nécessaires à la confection du pain. Sans eau il n'y a pas de panification possible, c'est donc à l'aide de l'eau que la farine est transformée en une pâte homogène.

Longtemps on a cru que telle ou telle eau était préférable pour faire lever la pâte. L'expérience a démontré qu'elles produisaient toutes le même résultat.

A Paris l'on se sert généralement d'eau de puits, fort peu

d'eau de Seine, d'autant moins que l'eau douce accélère la fermentation de la pâte. L'eau de puits étant *plus crue*, plus dure en raison des sels de chaux qu'elle contient, elle résiste davantage aux efforts de la fermentation, en outre elle n'occasionne aucune dépense au boulanger.

Il nous a été posé la question de savoir *laquelle* fournirait le plus de pain *d'une eau de puits lourde ou d'une autre eau de puits plus légère*? Notre réponse a été, que quoique l'on pense communément que l'eau la plus lourde produise davantage de pain, qu'il y a erreur dans cette manière de voir. L'eau qui est fortement chargée de sulfate de chaux, de sélénite, de gypse, pénètre moins les molécules de la farine, elle produit bien à la vérité son poids par sa densité, mais elle ne peut entrer, proportionnellement parlant, dans la pâte en aussi grande quantité que l'eau légère, qui s'assimile davantage avec toutes les parties de la farine. Le pain préparé avec de l'eau légère est préférable, dans l'intérêt de l'hygiène publique, l'administration ne saurait mettre trop de sévérité à l'égard de la propreté et de la pureté des eaux employées à la confection du pain. On concevra qu'on ne doit pas se servir d'une eau qui repose dans des terrains plus ou moins riche de matières gypseuses séléniteuses; dans des terrains saturés de matières animales. Les eaux les meilleures sont celles qui séjournent sur des sables, des grès et autres matières insolubles,

L'eau servant au pétrissage doit être diaphane, sans couleur, sans odeur et sans saveur sensible; elle doit provenir de puits entretenus en bon état, et soumis de temps en temps à l'opération du curage.

DE LA LEVURE.

Par suite de la préparation de la bière, on se procure une

matière employée comme ferment dans la fabrication du pain ; la levure est une matière mousseuse, légère, grasse et visqueuse, qui se forme à la superficie des liquides pendant la fermentation spiritueuse ou alcoolique, et que l'on introduit pour favoriser et exciter la fermentation de la pâte.

La levure est fluide ou solide : c'est ordinairement sous ce dernier état qu'on s'en sert le plus communément (1). Pour l'obtenir solide, on place la levure liquide dans un sac en toile que l'on soumet à la presse pour séparer l'eau qu'elle contient ; la pression est continuée jusqu'à ce que la matière renfermée dans le sac soit sèche et ferme ; ce n'est qu'à cet état qu'on peut la conserver pendant un certain laps de temps ; à l'état liquide, elle se décompose avec la plus grande facilité.

La levure est employée pour mêler aux levains destinés à faire le pain ; son emploi permet de moins travailler la pâte, de la faire lever plus aisément, et n'assujettit pas le boulanger à rafraîchir les levains.

La levure, dans les premiers temps, n'a été employée que pour faciliter l'apprêt des petits pains à café ; plus tard on s'en est servi pour ajouter au levain destiné à faire le pain demi-mollet, et bientôt certains boulangers ne firent plus usage du levain, celui-ci demandant du soin, beaucoup de travail : aussi lui a-t-on substitué tout à fait la levure. Tel est le mode d'opérer maintenant par les boulangers (2).

(1) Et que des gens appelés *levuriers* vendent aux boulangers.

(2) Quel que soit le rapport sous lequel on puisse envisager la levure, il n'est pas permis d'avoir d'effets constants sur la pâte, elle détermine quelquefois une trop vive fermentation. Quand elle est ancienne, raccommodée ou altérée, elle ne produit pas suffisamment d'effet ou rien du tout, seulement elle sèche le pain, lui communique une teinte grise, de l'acidité et le goût fortement prononcé de houblon.

La substitution de la levure au levain n'a aucun inconvénient; il arrive cependant quelquefois que celle que l'on emploie n'est pas fraîche, car le levurier ne craint pas de mêler la levure qui lui reste à de la levure nouvelle, et de vendre le tout comme levure récente; cette levure, ainsi mêlée, acquiert au bout d'un certain temps une acidité très grande, elle exhale une odeur aigre, et contient une grande quantité d'acide acétique qu'elle introduit dans le pain et qui lui communique une plus grande acidité.

La levure fraîche n'a pas d'odeur acide, elle ne rougit pas le papier bleu de tournesol, elle peut être comparée au *levain jeune,* mais elle n'agit pas du tout de la même manière, car cette levure a une action vive, prompte et marquée sur la pâte; le levain jeune, au contraire, n'agit que lentement, chaque molécule qui constitue la levure entre en fermentation, au lieu que dans le levain il n'y a qu'une partie qui est à cet état, l'amidon s'y trouve en entier : aussi on a estimé que 500 grammes de levure équivalent ordinairement à la quantité de levain qu'on doit employer pour faire une fournée de pain, c'est à dire environ 40 kilogrammes.

On reconnaît qu'une levure est de bonne qualité lorsqu'elle jouit des caractères suivants : sa couleur est d'un blanc-jaunâtre tirant sur le chamois; cependant cette couleur varie en raison de l'état où se trouvait l'orge, et de la qualité du houblon employé; lorsqu'on la brise, elle doit se rompre nettement, n'exhaler aucune odeur d'aigre. La mauvaise levure est gluante, molle, d'une saveur aigre, et est noirâtre à la superficie.

Quoi qu'il en soit, l'apparence physique de la levure ne doit pas être une preuve convaincante de sa bonté et de sa pureté, car les marchands ont l'habitude d'y mêler de la fécule ou du carbonate de chaux (craie) ; cette fraude a été signalée par plusieurs chimistes.

M. Chevallier a constaté la présence de la fécule dans plusieurs échantillons de levure qu'il a examinés.

M. Payen a trouvé dans un échantillon de levure jusqu'à 35 pour 100 de fécule.

Il est très facile de reconnaître les falsifications que l'on fait subir à la levure, et le boulanger doit s'en occuper et se familiariser avec les essais à faire.

Moyen de reconnaître la fécule dans la levure.

On reconnaît la présence de la fécule dans la levure en agissant de la manière suivante :

On prend 20 grammes de levure à examiner, on la délaie dans un litre d'eau, en se servant d'un mortier, on verse le tout dans un vase transparent de forme conique, on laisse le liquide en repos pendant une demi-heure.

Par suite de cette opération, la levure reste en suspension dans la liqueur, tandis que la fécule se dépose au fond du vase; on lave ensuite le dépôt à plusieurs reprises avec 2 à 300 grammes d'eau, laissant reposer chaque fois. Lorsque l'eau sort claire de dessus le précipité, on jette celui-ci sur un filtre, on le fait bien égoutter, puis sécher, et on en prend le poids.

Il est facile de s'assurer que le dépôt est de la fécule 1° par son insolubilité dans l'eau froide, 2° par la propriété qu'elle a de se convertir en colle ou empois lorsqu'on la met en contact avec de l'eau à 100°, 3° surtout par la propriété qu'elle a de se colorer en bleu par l'iode et par l'eau iodée.

On peut encore s'assurer que la levure contient de la fécule ou de l'amidon en faisant bouillir celle-ci avec une grande quantité d'eau, puis filtrant et essayant le liquide filtré et froid par l'eau iodée, celle-ci prend une couleur bleue si la levure contenait de la fécule ; elle ne se colore pas si elle n'en contient pas.

Moyen de reconnaître le carbonate de chaux dans la levure.

On reconnaît que la levure contient du carbonate de chaux, *de la craie*, du blanc de Meudon, par le procédé suivant : on prend une certaine quantité de levure (20 grammes) que l'on délaie dans de l'eau distillée (100 grammes), on verse ensuite dans le mélange de l'acide chlorhydrique qui donne lieu à une effervescence, à un bouillonnement dû au dégagement de l'acide carbonique, si la levure contient de la craie ; si ensuite on filtre la liqueur et qu'on y verse de l'oxalate de chaux, on obtient un abondant précipité blanc qui sera de l'oxalate de chaux si la levure est mêlée de craie ; on n'obtient pas ces caractères en agissant sur de la levure qui ne contient pas de carbonate.

La falsification de la levure n'est pas, selon nous, dangereuse à la santé toutes les fois que celle-ci ne contiendra que de la fécule ; mais le boulanger, de même que les personnes qui se servent de levure, ont intérêt à employer de la levure pure, car si celle-ci est mélangée à des substances étrangères, ils achètent sous un même poids une quantité de levure d'autant moindre que les substances qui y sont mélangées s'y trouvent en plus grande quantité, et on paie par conséquent beaucoup trop cher un produit d'une moindre valeur.

La levure qui sert à faire le pain ne doit pas être conservée dans des vases de métal (les vases de cuivre, plomb, etc.), parce qu'une portion de ces métaux pourrait être attaquée par l'acide que contient la levure et former un sel métallique qui, introduit ensuite dans l'économie animale, pourrait déterminer des accidents plus ou moins graves.

DU SEL MARIN.

Le sel marin, connu sous les noms de sel commun, de sel de cuisine, de muriate de soude, de chlorure de sodium, est employé par le boulanger pour mêler à la pâte qui sert à faire le pain, dans le but de lui donner une saveur plus agréable, de donner plus de corps à la pâte, d'*exciter la grigne*, et de modérer la fermentation. Il est employé en plus ou moins grande quantité suivant la qualité des farines, et selon les pays. En France on emploie ordinairement 250 grammes de sel pour 100 kilogrammes de farine, en Espagne, en Italie, la quantité est plus considérable, en Angleterre on emploie par sac, pesant de 125 à 127 kilogrammes, jusqu'à 2 kilog. de sel marin.

Le sel que l'on emploie pour mêler à la pâte qui sert à faire le pain est le sel gris, il doit être pur, c'est à dire exempt de substances étrangères qui pourraient nuire à la santé, aussi le boulanger plus que tout autre doit être sûr de la pureté du sel qu'il emploie; car la falsification des sels vendus pour les usages culinaires, est une des fraudes les plus communes dans le moment actuel. En effet, il est démontré qu'on falsifie les sels gris avec du plâtre, des sels de vareck, des sels de potasse, les sels blancs avec des sels de vareck, des sels de potasse.

Les moyens de reconnaître ces falsifications sont les suivants.

Moyen de reconnaître les sels de vareck ioduré.

On met sur une assiette de faïence ou de porcelaine une petite quantité du sel que l'on veut examiner et qui a été réduit en poudre; si on agit sur du sel gris, on verse ensuite sur cette poudre une petite quantité d'une dissolution de fécule chlorée préparée en faisant bouillir 5 décigrammes (10 grains) de fécule avec 32 grammes (1 once) d'eau; on ajoute ensuite dans cette dissolution, lorsqu'elle est froide, 2 grammes d'eau chlorée, connue sous le nom de chlore, d'acide muriatique oxygéné. Lorsque le sel examiné contient des sels d'iode il prend de suite une coloration bleue qui est plus ou moins foncée selon que la quantité de sel de vareck ajoutée est plus ou moins considérable. Si le sel est pur il ne se développe aucuneco loration.

Moyen de reconnaître le sel contenant des sels de potasse.

Pour reconnaître la présence d'un sel de potasse dans le sel, il faut agir de la manière suivante : on prend six parties de sel à examiner, gris ou blanc, on le place dans un mortier et on le triture pendant 5 minutes avec huit parties d'eau, on jette sur un filtre, on verse ensuite dans la liqueur filtrée quelques gouttes de chlorure de platine concentré, qui donne lieu à un précipité jaune serin adhérent au verre, si le sel essayé contient des sels de potasse. Quelquefois il arrive que le précipité ne se forme pas de suite, il faut attendre, mais on détermine la formation en agitant la liqueur avec un tube de verre.

Si ce sel est pur il ne donne aucun précipité par le chlorure de platine.

Moyen de reconnaître si les sels contiennent du plâtre.

Pour reconnaître cette falsification on prend 100 grammes de sel, on le met dans un mortier, on le triture afin de le réduire en poudre, on y ajoute peu à peu de l'eau pour dissoudre le sel lorsqu'il y en a une assez grande quantité, on laisse reposer, puis on décante la liqueur surnageante, on triture de nouveau le résidu avec de l'eau jusqu'à ce que la dissolution du sel soit complète, on la laisse en repos et on décante la liqueur claire; si le sel contient du plâtre on le trouve au fond du mortier, on le lave à l'eau distillée froide, si on calcine le précipité après qu'il a été lavé on obtient une masse, qui réduite en poudre, mêlée (gâchée) avec une petite quantité d'eau fournit un produit qui se solidifie et qui présente les caractères du plâtre. Le plâtre (sulfate de chaux) traité par l'eau bouillante s'y dissout en partie, et fournit; 1° par l'oxalate d'ammoniaque un précipité blanc d'*oxalate de chaux*, soluble dans l'acide azotique, (nitrique); 2° par le chlorure de baryum, un précipité blanc de *sulfate de baryte*, insoluble dans l'acide azotique (nitrique).

Ces effets n'ont pas lieu avec le précipité obtenu avec du sel des salines et qui est pur.

BOIS EMPLOYÉ DANS LE CHAUFFAGE DES FOURS DESTINÉS A LA CUISSON DU PAIN.

Les bois, comme on le sait. sont des substances végétales solides susceptibles de développer du calorique par la décomposition ignée; tous les bois sont dans ce cas, mais il y en a qui, en raison de ce qu'ils fournissent beaucoup de flammes, laissent beaucoup de charbon, doivent être pris de préférence pour le chauffage des fours. On est dans l'habitude d'acheter de préférence du bois de bouleau, de tremble, qui sont des bois blancs et qui sont à des prix inférieurs; on doit brûler des bois très secs, afin que l'humidité qui s'en dégage ne refroidisse pas le four.

Les boulangers ont pour habitude de faire sécher dans le four, après que le pain est cuit, la quantité de bois nécessaire pour la nuit suivante; c'est ce que l'on appelle *garnir le four*. Parmentier, qui a créé l'art du boulanger, blâme cette précaution, non parce que le bois trop sec ou mis au four perd de sa qualité, mais parce qu'il le refroidit beaucoup et qu'il en faut une plus grande quantité. Ainsi, une remarque à faire, c'est que plus le bois est sec, plus il brûle facilement et moins il produit de fumée et d'humidité. Par conséquent, d'après cela, on comprend pourquoi on ne doit employer que le moins possible le bois flotté; il donne moins de calorique, plus d'humidité, et la braise en est mauvaise. Une pratique que toutes les personnes qui cuisent devraient suivre, c'est de ne jamais employer du vieux bois pour chauffer le four, et surtout les bois peints, car on a plusieurs exemples d'accidents causés par l'emploi de ces bois, et notamment par l'usage du bois de bateaux. Un four qui avait été chauffé avec de vieux treillages peints en vert, communiqua au pain la propriété vénéneuse du verdet; les autres peintures, les peintures blanches, qui participent du plomb, seraient aussi très nuisibles. Dans ce cas, les oxides métalliques restent mêlés aux cendres, et comme le balayage du four n'est jamais exact, une partie de l'oxide de plomb s'attacherait sur la partie du pain qui se trouve sur la tôle du four.

DES ADULTÉRATIONS DU PAIN PAR DIVERSES SUBSTANCES, ET DES MOYENS DE LES RECONNAITRE.

On a peine à comprendre comment cette substance, si nécessaire à la nutrition des personnes pauvres comme des personnes riches, a pu servir de but à la cupidité des fraudeurs, ou plutôt on doit se demander s'il n'est pas des gens qui, par une ignorance plus ou moins grande, ont pensé qu'ils amélioreraient leur pain en y ajoutant des substances étrangères, substances qui peuvent dans certains cas produire de graves accidents, dans d'autres déterminer des maladies dont on ne connaît pas souvent la source ni la cause. En examinant les travaux qui ont été faits sur les moyens de reconnaître les diverses substances qu'on mêle à la pâte destinée à faire le pain, en répétant les modes d'expérimentations indiqués, nous avons été frappés des erreurs qui se trouvent dans ces procédés : c'est par suite de ces observations que nous nous sommes occupés du travail que nous publions.

Nous ne nous occuperons que du pain fait avec la farine de froment, comme étant celui le plus généralement employé; de même nous passerons sous silence tout ce qui a rapport à la préparation du pain, ce que nous avons dit précédemment étant insuffisant pour faire reconnaître la pureté des substances que l'on fait entrer dans la pâte qui sert à préparer le pain. Nous allons maintenant nous occuper des matières qui ont été introduites dans diverses circonstances dans le pain. Ces matières sont les suivantes : 1° l'alun; 2° le carbonate de magnésie; 3° le sulfate de cuivre; 4° le sulfate de zinc; 5° le carbonate d'ammoniaque; 6° le carbonate et le bicarbonate de potasse; 7° la fécule; 8° la farine de féveroles; 9° le carbonate de chaux, etc.

Nous traiterons successivement de ces diverses falsifications en signalant les procédés proposés, et qui peuvent induire en erreur, et ceux que l'on doit leur substituer.

DE L'ALDUTÉRATION DU PAIN PAR L'ALUN (*sulfate d'alumine et de potasse*).

Le mélange de l'alun dans la pâte qui sert à faire le pain,

remonte à une époque déjà éloignée. Il paraît, d'après ce qui a été écrit sur ce sujet, que ce fut en Angleterre que ce mélange fut fait pour la première fois, et qu'il nous a été apporté de Londres, où cette méthode est mise en pratique depuis longtemps par les boulangers anglais, dans le but d'obtenir un pain plus blanc avec une quantité de farine inférieure. Pour cela, ils ajoutent à la pâte qui doit servir à faire le pain, une certaine quantité d'alun; cet alun donne au pain une belle apparence et le rend beaucoup plus blanc et plus ferme.

Le docteur Ure porte à 113 grammes, le docteur P. Markham à 240 grammes la quantité d'alun employée pour 109 kilogrammes de farine; on introduit même quelquefois un kilogramme de ce sel dans 127 kilogrammes de farine donnant 80 pains de 2 kilogrammes (4 livres), et par conséquent 12,40 grammes d'alun par pain. D'après Kuhlmann, on ne produirait d'effet sensible qu'à la dose de 1/686e, et surtout à celle de 1/176e. A Paris ces mélanges ont été faits, car en 1827 plusieurs chimistes ont constaté la présence de ce sel dans divers pains fabriqués à Paris. Depuis cette époque cette addition a été encore remarquée; mais maintenant ce mélange est presque abandonné. L'action styptique de l'alun étant journalière peut déterminer des accidents plus ou moins graves et des affections maladives de l'estomac, surtout chez les personnes impressionnables et chez celles qui sont d'une faible constitution. Les accidents causés par l'alun peuvent être très graves. Le pain contenant de l'alun présente les mêmes caractères physiques que le pain pur; mais si on vient à en manger en faisant attention, on remarque qu'il a une saveur acerbe qui se fait ressentir principalement sur les dents, il rougit plus fortement le papier bleu de tournesol que ne le fait le pain pur.

Procédé pour reconnaître l'alun contenu dans le pain.

Plusieurs procédés pour faire connaître la présence de l'alun dans le pain ont été signalés par les auteurs, le procédé le plus généralement répandu est le suivant : il consiste à prendre la mie de pain desséchée, à la placer et à la tenir dans un vase avec de l'eau froide pendant une heure ou deux; après ce temps on passe la liqueur à travers un linge blanc en le pressant légèrement; on filtre, et on partage ensuite la liqueur en deux parties; on verse dans l'une quelques gouttes de chlorure de baryum, et dans l'autre de l'ammoniaque : il se forme dans l'un et dans l'autre cas un précipité; ces précipités, suivant les auteurs, devraient être considérés comme des preuves certaines de la présence de l'alun dans le pain, Nous devons dire, avant d'aller plus loin, que ce procédé ne doit pas être employé; car en traitant de la même manière du pain pur, nous avons obtenu des précipités avec les deux réactifs, cela était facile à prouver, car si on réfléchit sur ce qui se passe dans la panification, on verra qu'il se forme pendant cette opération un acide qui dissout une certaine quantité de matière glutineuse, lorsqu'on met le pain avec l'eau, si on vient à saturer cet acide par un alcali (l'ammoniaque), on s'empare de l'acide et on précipite cette matière qui est insoluble dans l'eau; de même avec la chlorure de barium on ne peut conclure que le précipité obtenu provient de l'acide sulfurique contenu dans le sulfate d'alumine, puisque les matières avec lesquelles on prépare le pain, l'eau, le sel marin, contiennent toujours des sulfates qui se dissolvent dans l'eau pendant la macération du pain. Le précipité peut donc provenir de ces substances et non de l'alun ajouté. On voit par là que si on emploie ce procédé on ne peut se prononcer sur la pureté du pain que l'on a essayé.

Le procédé suivant, que nous avons toujours employé avec succès, consiste à prendre 100 grammes de pain, à l'émietter grossièrement, à le placer dans l'eau pendant deux à trois heures; à passer au bout de ce laps de temps la liqueur au travers d'un linge blanc, à exprimer légèrement, à filtrer la liqueur, puis à la placer dans une capsule en porcelaine à l'action de la chaleur, en ayant soin d'employer un bain de sable, à la faire évaporer à siccité; à laisser refroidir le résidu; puis à le traiter par une petite quantité d'eau, et à filtrer. La liqueur filtrée est ensuite partagée en deux portions : dans l'une on verse de l'ammoniaque, et dans l'autre du chlorure de baryum; si le pain contient de l'alun il se formera un précipité dans les deux cas, même lorsque le pain ne contient que 1/5000e d'alun; si au contraire il est pur, il n'y a aucun précipité. Cependant dans certains cas la liqueur pourrait donner un précipité par le chlorure de baryum, surtout si on n'a pas employé l'eau distillée pour traiter le pain; mais dans aucun cas nous n'avons jamais obtenu de précipité avec l'ammonique dans les liqueurs préparées avec le pain pur, en agissant comme nous l'avons indiqué. Notre procédé a cela d'avantageux que l'alumine que l'on obtient ne peut être attribuée qu'à la présence d'un sel d'alumine que l'on aurait ajouté au pain.

Si on voulait déterminer en quelle proportion l'alun se trouve dans le pain, il faudrait avoir recours au procédé suivant qui est assez compliqué. On fait incinérer 200 grammes de pain dans un creuset; on porphyrise les cendres, on les traite par l'acide azotique (nitrique), on fait évaporer le mélange jusqu'à siccité, on délaie le produit de l'évaporation dans environ vingt grammes d'eau distillée, on ajoute à la liqueur un excès de potasse pure à l'alcool ; on chauffe, on filtre, puis on précipite l'alumine de la liqueur filtrée, et on détermine, d'après le poids de l'alumine obtenu, la proportion de sulfate d'alumine introduite dans le pain. Si la quantité d'alumine était très petite, il ne faudrait pas conclure que le pain contenait de l'alun, car Ku lmann a démontré par l'analyse que les cendres des cé· les contenaient presque toujours une petite quantité d'alumine; de même, il a vu que le poids et le volume des cendres pouvaient faire juger approximativement de la quantité d'alun, car deux cents grammes de pain pur lui ont donné, dans plusieurs expériences, 1,07 à 1,50 grammes, et celui contenant de l'alun 1,60; les cendres sont plus blanches, presque doubles en volume, et l'incinération en est plus facile.

DE L'ADULTÉRATION DU PAIN PAR LE CARBONATE DE MAGNÉSIE.

L'emploi du carbonate de magnésie a été proposé pour la fabrication du pain avec des farines de mauvaise qualité. M. Edmond Davy a vu qu'un gramme ou deux de carbonate de magnésie, unis exactement à 453 grammes de fleurs de farine de mauvaise qualité, amélioraient matériellement celle du pain fabriqué avec ce mélange.

Le carbonate de magnésie ne produit aucun effet sur la levée du pain; il lui donne seulement une couleur jaunâtre qui modifie la teinte sombre de quelques farines de qualités inférieures. Nous pensons qu'un tel mélange ne doit pas être fait par le boulanger qui n'est point apte à juger si un tel mélange est plus ou moins préjudiciable à la santé. Le carbonate de magnésie introduit dans le pain ne peut que nuire à la santé, surtout pour les personnes qui font une grande consommation de pain. En effet, le carbonate de magnésie ne se transforme pas, comme on l'a cru, en magnésie pendant la cuisson; mais, étant en contact pendant la panification avec de l'acide acétique qui se forme pendant la fermentation, il se trouve converti en acétate de magnésie qui jouit de propriétés purgatives très prononcées. On doit donc proscrire l'emploi de cette méthode, qui peut, dans divers cas, donner lieu à un sel qui peut réagir sur l'économie animale des personnes affaiblies par une maladie.

Il paraît que le mélange du carbonate de magnésie avec la farine destinée àf aire le pain, a été fait pour la première fois en Angleterre, en 1817, époque à laquelle les blés récoltés étaient de mauvaise qualité.

MOYENS DE RECONNAITRE LE MÉLANGE DU CARBONATE DE MAGNÉSIE DANS LE PAIN.

Dvers procédés ont été indiqués; celui qui est le plus généralement répandu, et qui se trouve décrit dans plusieurs ouvrages, consiste à faire macérer la mie de pain dans l'eau distillée, aiguisée d'acide sulfurique ou hydrochlorique, à presser légèrement dans une toile, à filtrer et à précipiter la liqueur par le carbonate de potasse qui, selon les auteurs, est du carbonate de magnésie. Ce procédé ne doit pas être employé, il induit toujours en erreur, car le pain pur fournit les mêmes résultats. Cela est facile à comprendre d'après ce que nous avons dit en parlant de la falsification du pain par l'alun. Dans tous les cas, quand bien même ce procédé serait bon, il serait inutile d'employer l'eau acide, puisque le carbonate de magnésie se trouve transformé en acétate de magnésie, sel très soluble.

Le procédé que nous proposons et qui nous a toujours réussi, même pour reconnaître seulement 1/5000 de carbonate de magnésie que nous avions ajouté dans le pétrissage, est le suivant : on prend une certaine quantité de pain, 200 grammes par exemple, on le divise convenablement, et on le met macérer avec de l'eau distillée en assez grande quantité pour qu'elle recouvre le pain ; on laisse ainsi pendant environ deux ou trois heures ; au bout de ce laps de temps, on jette le tout sur une toile, et on presse afin de faire écouler le liquide, que l'on filtre ; on le fait ensuite évaporer dans une capsule de porcelaine jusqu'à siccité, en ayant soin d'employer un bain de sable, afin de ne pas décomposerle résidu ; on retire la capsule du feu, on laisse refroidir, et lorsque le résidu est complètement froid, on le traite par une certaine quantité d'alcool à 33 degrés, on agite avec un tube en verre, l'alcool ne dissous que l'acétate de magnésie ; on filtre, on fait évaporer la liqueur alcoolique, on reprend ce résidu par une petite quantité d'eau, on filtre s'il est nécessaire, et dans la liqueur claire on verse du carbonate de potasse ou du carbonate de soude, on voit alors apparaître un précipité insoluble qui se dépose dans le fond du vase, et qui est insoluble dans un excès du réactif.

En agissant de la même manière sur du pain pur, nous n'avons jamais obtenu de précipité.

Si on voulait déterminer la quantité de carbonate de magnésie ajoutée au pain, il faudrait avoir recours au procédé suivant.

On incinère 200 grammes de pain, on porphyrise les cendres, qui sont plus blanches et plus volumineuses quand le pain contient du carbonate de magnésie ; lorsqu'elles sont porphyrisées on les délaie dans de l'acide acétique ; on évapore jusqu'à siccité, afin de chasser l'excès d'acide, libre lorsque le résidu est desséché ; on le traite par l'alcool, on filtre. La liqueur filtrée est ensuite évaporée jusqu'à siccité, et on redissout le produit de l'évaporation avec une petite quantité d'eau. Lorsque la dissolution aqueuse est opérée, on y verse un léger excès de bicarbonate de potasse et on filtre; si le pain contient du carbonate de magnésie, la magnésie se sépare lorsqu'on fait bouillir la liqueur filtrée. On peut alors recueillir le précipité, le laver, le dessécher et en prendre le poids.

DE L'ADULTÉRATION DU PAIN PAR LE SULFATE DE CUIVRE.

L'introduction du sulfate de cuivre dans le pain a été signalée, et cette pratique s'exerce encore en Belgique malgré la surveillance de la police; plusieurs journaux ont annoncé il y a peu de temps la présence de ce sel dans le pain. En Belgique, plusieurs arrestations ont été faites; en France, cet emploi a été constaté par plusieurs chimistes (1); mais à une époque déjà éloignée de nous. Les dangers d'un aliment ainsi empoisonné, l'influence qu'il a sur la santé des populations qui en font usage sont faciles à comprendre, puisque le sulfate de cuivre est un des sels cuivreux les plus actifs, et en général un poison redoutable : aussi a-t-on plusieurs exemples d'accidents causés par l'emploi du pain contenant du sulfate de cuivre. Pendant longtemps on n'a su de quelle manière le cuivre se trouvait dans le pain. M. Remer attribuait lá présence de ce métal dans le pain à ce que le levain avait séjourné dans un vase de métal. MM. Baruel, Bouton-Charlard, Chevallier, Gaultier de Chaubry, Kuhlmann, etc., firent connaître que la présence du cuivre était due à l'introduction du sulfate de cuivre dans la pâte servant à faire le pain; en remontant à l'origine, ils reconnurent, d'après leurs recher-

(1) En mars 1840 les tribunaux de Courtray ont condamné à 425 fr. d'amende les nommés Jean Lootens et Jean Bourgeois.

ches, que cette manière de faire avait été apportée de la Belgique en France par des garçons boulangers qui l'avaient indiquée pensant améliorer la qualité de la farine.

Il est probable que les boulangers qui firent usage du sulfate de cuivre en ignoraient les propriétés vénéneuses. Quoi qu'il en soit, on doit appeler toute la rigueur des lois contre l'introduction dans le pain de ce sel vénéneux, car cette fraude peut être considérée comme un véritable attentat à la santé publique, *comme un empoisonnement.*

M. Kulhmann, dans un rapport qu'il a fait sur l'emploi du sulfate de cuivre dans le pain, fait ressortir les dangers qui peuvent résulter de l'emploi : 1° d'une solution vénéneuse dosée par un ouvrier; 2° du mélange mal fait des diverses parties de la pâte qui contient le sel de cuivre, car il a reconnu par diverses analyses de pain que le sel de cuivre se trouvait répandu inégalement dans la masse; il a même vu un petit cristal de sulfate de cuivre dans un morceau de pain qui devait entrer dans le potage qu'une mère allait préparer pour son enfant. On peut juger quels auraient été les accidents qui seraient résultés de l'introduction d'un tel aliment dans l'estomac d'un jeune enfant.

On a employé le sulfate de cuivre, dit-on, dans la panification pour aider à la fermentation, empêcher le pain de pousser plat, et aussi dans le but de retenir dans cet aliment une plus grande quantité d'eau. Les expériences faites par M. Kuhlmann établissent que le sulfate de cuivre exerce une action très énergique sur la fermentation et la levée du pain; elle se manifeste de la manière la plus sensible selon lui quand ce sel n'entre que pour 1/70000, ce qui fait une partie de cuivre sur 300,000 de pain, ou 5 centigrammes (un grain) pour 3,750 grammes (7 livres et demie) de pain, dose moindre que celle qui était ajoutée par les boulangers. En effet, nous avons su qu'en Belgique les quantités de sulfate qu'ils emploient varient suivant la qualité des farines (1).

Quoique les quantités de sulfate de cuivre introduites dans le pain soient très faibles, il est très facile d'en constater la présence par les moyens que nous allons indiquer.

PROCÉDÉ POUR DÉCELER LA PRÉSENCE DU CUIVRE DANS LE PAIN.

Plusieurs procédés ont été indiqués; celui décrit dans certains ouvrages, et qui consiste à carboniser le pain, à porphyriser le charbon, puis à le faire bouillir avec de l'acide azotique (nitrique), à éten re d'eau, à filtrer la liqueur, ne doit pas être employé, car il peut et il a induit en erreur plusieurs chimistes. Nous nous sommes assuré qu'on ne pouvait, par ce procédé, déceler la plus petite trace de cuivre dans le pain, quand bien même 500 grammes (une livre) de pain contiendrait 5 centigrammes de sulfate de cuivre. Ces faits avaient déjà été confirmés dans une analyse de pain que des chimistes avaient été chargés de faire dans le but de rechercher la présence du sulfate de cuivre; ils obtinrent des résultats négatifs, quoique le pain contînt de ce sel. En effet, M. Orfila constata sa présence en se servant d'un autre procédé.

Les moyens que l'on doit employer sont les suivants : on prend une tranche de pain mince que l'on place dans de l'eau contenant une certaine quantité de cyanure jaune de potassium et de fer; le pain prend une coloration rose s'il est mélangé à du sulfate de cuivre; mais on ne pourrait agir ainsi

(1) Nous répéterons ici que le sulfate de cuivre n'est plus employé en France, mais que tous les jours les journaux belges signalent l'emploi de ce sel. C'est donc à tort que les journaux ont dernièrement signalé l'emploi de ce sel en France, en faisant suivre cette annonce de commentaires outrageants pour les boulangers de Paris.

si on avait du pain bis ; il ne faudrait opérer que sur du pain excessivement blanc. M. Kuhlmann dit qu'il a obtenu une couleur rose avec du pain qui contenait une partie de sulfate de cuivre sur environ neuf mille parties de pain. Dans ce cas, il faut agir avec beaucoup de précaution.

Le procédé suivant que nous avons suivi dans plusieurs circonstances, nous a permis de reconnaître la présence du sulfate de cuivre dans le pain, à la dose de 0,00833 dix millièmes, agissant sur 500 grammes de pain. Voici en quoi consiste ce procédé : on prend une certaine quantité de pain (100 grammes), on le délaie avec de l'eau de manière à en faire une pâte molle ; on place cette pâte dans une capsule de porcelaine ; on y ajoute une certaine quantité d'acide sulfurique, de manière à rendre la liqueur fortement acide ; on place ensuite au milieu de cette pâte, un cylindre de fer bien décapé et bien uni ; on abandonne ainsi le tout pendant un jour ou deux, suivant la quantité de cuivre qui se trouve dans le pain ; au bout de ce temps, si on retire et qu'on examine le cylindre de fer, on aperçoit une couche de cuivre qui recouvre tout le cylindre de fer ; cette couche sera d'autant plus marquée et plus visible, que la quantité de cuivre contenue dans le pain sera plus considérable : on remarquera, si on agit sur du pain qui ne contient que de très petites quantités de cuivre, que le cylindre de fer se couvrira de ce métal, principalement à la partie supérieure, c'est à dire au dessous du point où le cylindre est en contact avec le liquide ou la pâte dans laquelle il est plongé.

Si le pain était pur, on n'observerait rien de semblable. Le procédé suivant, qui est généralement suivi, mais qui est très long, consiste à faire incinérer dans un creuset 200 grammes de pain soupçonné contenir du cuivre (1) ; lorsque

(1) Il faut, pour incinérer cette quantité de pain, beaucoup de

l'incinération est complète, on réduit les cendres en une poudre fine; on les traite dans une capsule de porcelaine par de l'acide azotique (nitrique) pur, à la dose de 8 à 10 grammes, de manière à obtenir une bouillie très liquide; on soumet ce mélange à l'action de la chaleur que l'on continue jusqu'à ce que la presque totalité de l'acide libre soit évaporée, et qu'il ne reste plus qu'une pâte poisseuse; on délaie cette pâte dans 20 grammes d'eau distillée, en s'aidant de l'action de la chaleur; on filtre pour séparer les parties qui n'ont pas été attaquées, on verse dans la liqueur filtrée un léger excès d'ammoniaque et quelques gouttes de sous-carbonate d'ammoniaque liquide. Il y a précipitation 1° du cuivre qui est dissous par l'excès d'alcali; 2° des carbonates terreux qui ne sont pas redissous. On filtre, et la liqueur filtrée, rendue acide par l'addition d'une goutte d'acide sulfurique, est séparée en deux parties égales qui sont essayées, l'une par le sulfhydrate d'ammoniaque ou l'acide sulfhydrique qui fournit un précipité de sulfure de cuivre affectant la couleur brune; l'autre essayée par le cyanure jaune de potassium et de fer, qui donne un précipité de cyanure de cuivre qui affecte la couleur cramoisie.

Par ce procédé on peut reconnaître des atomes de cuivre, aussi dans le cas où l'on n'obtiendrait que des quantités minimes de ce métal, on ne pourrait l'attribuer au sulfate de cuivre que l'on aurait ajouté au pain, puisque d'après plusieurs chimistes le cuivre existerait dans les cendres de toutes les graminées. En effet, M. Sarzeau dans un mémoire qu'il publia en 1830, fit connaître que sept milliards trois cents millions de froment contenaient trente-quatre mille soixante et un kilogrammes de cuivre.

temps, On peut faciliter l'opération en ajoutant au charbon réduit en poudre une certaine quantité d'acide azotique pur.

La présence du cuivre normal dans le pain ne peut être démontrée par les deux premiers procédés que nous avons indiqués, c'est à dire 1° par l'immersion d'une tranche de pain dans de l'eau contenant du cyanure de potassium et de fer; 2° par la lame de fer et l'acide sulfurique; tandis que si on y en avait ajouté il serait reconnu très facilement par ces moyens.

DE L'ADULTÉRATION DU PAIN PAR LE SULFATE DE ZINC.

Quoiqu'aucun fait ne soit venu démontrer jusqu'à présent d'une manière positive que le sulfate de zinc ait été employé dans la panification, nous pouvons assurer d'une manière positive que le sulfate de zinc a été employé par certains boulangers, principalement en Belgique, dans le but, disent-ils, d'obtenir du pain plus blanc, et de lui donner une teinte plus belle; d'après M. Kuhlmann il agirait de la même façon que le sulfate de cuivre, mais d'une manière moins marquée. L'emploi de ce sel ne doit pas être fait, car étant vomitif, il peut occasionner des accidents, principalement chez les personnes délicates.

Moyen de reconnaître la présence du sulfate de zinc dans le pain.

On reconnaît la présence de ce sel dans le pain, de la manière suivante :

On prend une certaine quantité de pain, on le divise convenablement, puis on le place dans un vase avec de l'eau, on laisse digérer environ deux à trois heures. Au bout de ce temps on exprime le liquide dans un linge propre, on le filtre, on l'expose dans une capsule de porcelaine, à l'action de la chaleur sur un bain de sable, on fait évaporer à siccité; arrivé à ce point on laisse refroidir, puis on traite le résidu par de l'eau. On filtre et on partage la liqueur en deux parties; dans l'une on verse avec beaucoup de précaution de la potasse qui donne lieu à un précipité d'oxide de zinc soluble dans un excès de réactif, dans l'autre portion on verse du cyanure rouge de potassium et de fer qui fournit un précipité jaune.

Si on a opéré avec du pain pur on n'obtient aucun de ces précipités.

On ne pourrait rechercher la présence de l'acide sulfurique par les raisons que nous avons déjà exposées; c'est que les produits que l'on emploie dans la fabrication du pain, l'eau, le sel, contiennent des sulfates.

DE L'ADULTÉRATION DU PAIN PAR LE CARBONATE D'AMMONIAQUE.

Le carbonate d'ammoniaque a été employé à ce qu'il paraît pour la première fois en Angleterre, pour pouvoir faire du pain avec de la farine gâtée; en France on s'en sert pour rendre le pain plus léger, plus poreux; dans la pâtisserie on en fait une grande consommation. Selon M. Kuhlmann il n'agirait en rien dans la panification; cependant les pains qui sont préparés avec ce sel sont plus légers, plus poreux, cela doit tenir probablement à ce que le carbonate d'ammoniaque se trouvant en contact avec de l'acide acétique, se transforme en acétate d'ammoniaque; l'acide carbonique qui se dégage augmente la quantité de gaz acide carbonique qui se forme pendant la fermentation, il soulève la pâte.

Quoique plusieurs personnes aient dit que ce sel introduit dans le pain ne pouvait occasionner aucun accident, nous pensons qu'il en est autrement; car le carbonate d'ammoniaque étant transformé en acétate d'ammoniaque restant dans le pain, on a du pain qui contient un sel qui agit comme stimulant, et qui peut avoir de l'action sur l'économie animale, principalement chez les personnes qui consomment beaucoup de pain. En général les falsifications du pain sont plus dangereuses pour la classe pauvre, qui n'a pour ainsi dire, pour toute nourriture que du pain, que pour la classe riche qui fait une très faible consommation de cet aliment.

Il serait à désirer, dans l'intérêt de la société en général, qu'une punition sévère fût infligée aux individus qui seraient convaincus d'avoir mélangé des substances étrangères au pain; par là on ferait cesser toutes ces fraudes.

Plusieurs auteurs ont prétendu que le carbonate d'ammoniaque introduit dans le pain, se convertissait pendant la cuisson en gaz, qui soulevant la pâte, la rendait poreuse en formant des bulles, et qu'il ne restait aucun vestige de sel ammoniacal dans le pain; nous devons dire qu'il en est autrement, car il est bien démontré qu'il reste dans cet aliment un sel à base d'ammoniaque lorsqu'on y a ajouté du carbonate d'ammoniaque. On peut facilement le prouver par les procédés suivants.

Moyens de reconnaître le carbonate d'ammoniaque dans le pain.

Pour reconnaître la présence d'un sel à base d'ammoniaque dans le pain, on prend une certaine quantité de pain, un morceau gros comme une noix est suffisant; on verse dessus de la potasse liquide, et on place au-dessus de l'endroit que l'on a imprégné le pain un tube de verre imprégné d'acide acétique; on voit immédiatement apparaître des vapeurs plus ou moins épaisses qui entourent le tube de verre. Ces vapeurs sont dues à de l'ammoniaque que la potasse a mise à nu, et qui en se volatilisant rencontre des vapeurs d'acide acétique, s'y combine, forme de l'acétate d'ammoniaque qui apparaît en forme de nuage, parce que les vapeurs de ce sel sont plus denses.

Si on agit de cette manière sur du pain pur, il ne se dégage aucune vapeur. Nous avons pu, à l'aide de ce moyen très simple, constater la présence du carbonate d'ammoniaque dans un pain de 500 grammes, qui avait reçu dans sa préparation 5 décigrammes de carbonate d'ammoniaque. Si le pain contenait des quantités assez petites de carbonate d'ammoniaque pour qu'il ne puisse être reconnu par ce moyen, il faudrait avoir recours au procédé suivant.

On prendrait 200 grammes de mie de pain, que l'on placerait dans un vase avec de l'eau pendant deux à trois heures, au bout de ce temps, on jetterait le tout sur une toile, on presserait légèrement de manière à faire couler le liquide, on filtrerait, puis on le ferait évaporer sur un bain de sable jusqu'à siccité. Arrivé à ce point, on retirerait la capsule du feu, on laisserait refroidir, lorsque le produit serait complètement refroidi, on y verserait de la potasse dissoute, et on placerait au dessus une baguette de verre imprégnée d'acide acétique; on remarquerait la formation immédiate de vapeurs abondantes; si on plaçait au-dessus de ce vase un papier de tournesol rougi par un acide préalablement humecté, on le verrait bleuir.

Nous avons dit de laisser refroidir le résidu, parce que nous avons vu que lorsqu'on le traitait par la potasse, quand il était encore chaud, on obtenait immédiatement des vapeurs d'ammoniaque avec le pain pur comme avec le pain contenant du carbonate d'ammoniaque, seulement les vapeurs sont moins fortes lorsqu'on a opéré avec du pain à l'état de pureté.

M. Kuhlmann, dans un travail qu'il a publié, établit que le pain pur présentait les mêmes caractères. Il est probable qu'il aura opéré à chaud; car, en opérant à froid, nous n'avons jamais obtenu immédiatement des vapeurs d'ammoniaque; ce n'est qu'au bout de quatre à cinq minutes qu'elles se sont dégagées, et encore d'une manière peu marquée.

DE L'ADULTÉRATION DU PAIN PAR LE BICARBONATE ET LE CARBONATE DE POTASSE.

Le carbonate et le bicarbonate de potasse ont été aussi ajoutés au pain : 1° dans le but de rendre celui-ci meilleur, plus léger, plus poreux ; 2° dans l'emploi d'une farine piquée ou d'une qualité inférieure; 3° afin de retenir une plus grande quantité d'eau dans le pain. Le carbonate de potasse étant transformé en acétate ou en un sel très déliquescent, attire l'humidité de l'air et conserve le pain humide.

Ce mode de faire a été usité en Angleterre; il ne l'est guère en France par les boulangers. Ce mélange doit être défendu, car il peut être dangereux, surtout lorsque les sels de potasse sont pris dans le commerce, ceux-ci contenant des matières étrangères; mais, dans le cas où le sel serait pur, il pourrait encore nuire à la santé, puisqu'il est transformé en acétate de potasse.

Moyen de reconnaître le pain mélangé de carbonate de potasse.

Plusieurs procédés ont été indiqués, entre autres celui qui

consiste à prendre le pain, à le faire macérer dans l'eau, à le jeter sur une toile au bout d'un certain temps, à exprimer, puis à verser dans la liqueur de la teinture de tournesol rougie par un acide qui se colore en bleu si le pain contient de la potasse; mais ce procédé n'est pas toujours applicable. On conçoit qu'il faut qu'il y ait un excès d'alcali dans le pain pour que cette réaction puisse avoir lieu, ce qui ne peut arriver que lorsqu'on aura ajouté au pain plus de 8 grammes de carbonate de potasse pour 500 grammes de pain; car, d'après plusieurs essais que nous avons faits, nous avons vu qu'il fallait de 6 à 7 grammes de carbonate de potasse dans 500 grammes de pain pour que celui-ci ait une réaction qui ne soit ni acide, ni alcaline, c'est à dire neutre, et 8 à 9 grammes pour qu'il y en ait une alcaline; mais nous ferons remarquer que ces quantités peuvent varier suivant la quantité d'acide qui s'est formée pendant la fermentation qu'a éprouvée la pâte destinée à faire le pain. Le procédé suivant, que nous avons employé, a permis de faire reconnaître 2 décigrammes de cabonate de potasse dans 500 grammes de pain.

On prend une certaine quantité de pain, 200 grammes, afin d'opérer sur une quantité un peu grande; on place ce pain, suffisamment divisé, dans un vase avec de l'eau; on laisse macérer pendant environ deux à trois heures, on jette sur un linge au bout de ce laps de temps, on exprime afin de faire écouler le liquide que l'on filtre ensuite; on expose la liqueur filtrée dans une capsule en porcelaine à l'action de la chaleur sur un bain de sable, et on fait évaporer jusqu'à siccité. Arrivé à ce point de l'opération, on retire la capsule du feu, on laisse refrodir; lorsque le résidu est froid, on y verse de l'alcool et on agite avec un tube de verre pour faciliter la dissolution des substances solubles dans ce véhicule; on filtre, puis on fait évaporer la liqueur alcoolique jusqu'à siccité ; on reprend le résidu par une très petite quantité d'eau, on filtre de nouveau et on essaie la liqueur suffisamment concentrée par une dissolution de chlorure de platine très concentrée, qui donne lieu à un précipité jaune serin adhérent au verre, si on a mêlé à la pâte destinée à faire le pain une certaine quantité de carbonate de potasse; en opérant sur du pain pur, on n'obtient rien de semblable.

On peut encore reconnaître ce mélange en brûlant et incinérant le pain, qui donnera une cendre plus riche en potasse que si le pain était pur ; mais on conçoit qu'il ne faudra pas attacher une grande importance à ce procédé, car les cendres des céréales contiennent des sels de potasse, et les quantités de ces sels alcalins peuvent varier selon la nature des farines que l'on a employées pour faire le pain; de même, le sel que l'on emploie se trouvant lui-même quelquefois falsifié par des sels de potasse, ceux-ci se retrouvent dans les cendres, et peuvent faire supposer que le pain est falsifié, tandis qu'il ne le serait pas : il vaudrait mieux prendre le poids des cendres provenant de la calcination.

FALSIFICATION DU PAIN PAR LA FÉCULE.

Les substances que nous venons d'indiquer ne sont pas les seules employées pour falsifier le pain, il en existe deux autres très employées maintenant : nous voulons parler de la fécule et de la farine de féveroles. Nous allons parler d'abord de la falsification du pain par la fécule. Il y eut des années dans lesquelles la moitié du pain que l'on mangeait à Paris était fait avec de la farine féculée; depuis que des procédés ont été indiqués pour faire reconnaître les farines et le pain falsifiés par la fécule, cette fraude ne se fait plus autant.

Le pain fait avec ces mélanges n'est pas nuisible à la santé; mais, selon certains auteurs, celui-ci étant moins nourrissant, il en faut une plus grande quantité que si on faisait usage du pain de froment pur. Si cela est, cette fraude est nuisible à la bourse de l'acheteur, qui paie un produit qu'il ne reçoit pas, puisque la substance qu'on lui livre renferme sous un même poids moins de matière nutritive. D'après cela, ce mélange est nuisible principalement aux pauvres; le pain étant moins nourrissant, ils sont forcés d'en manger davantage : il en résulte pour eux un surcroît de dépense qui vient aggraver leur misère.

Quoi qu'il en soit, on ne doit pas vendre du pain féculé pour du pain pur, car cette substitution est une fraude.

Moyens de reconnaître si le pain contient de la fécule.

On reconnaît qu'un pain contient de la fécule par le procédé suivant : on prend 5 grammes de mie de pain, on la place dans un verre à expérience, on verse par dessus 1/32e de litre d'eau pure, et ensuite 1/32e de litre d'eau iodée (1). Si le pain contient de la fécule hydratée, la liqueur se colore en couleur cramoisie; cette coloration augmente de plus en plus : elle est d'autant plus intense que la quantité de fécule ajoutée au pain sera plus considérable; une demi-heure après la coloration sera encore visible.

Si le pain est pur, il n'y a d'abord aucune coloration; mais, au bout d'un quart d'heure, il se forme dans la liqueur des stries qui se dirigent du haut en bas, et au bout d'une demi-heure la liqueur se trouve colorée en bleu clair; cette coloration augmente ensuite de plus en plus.

(1) Cette eau iodée se prépare, comme nous l'avons déjà dit, en jetant sur de l'iode 8 grammes (1 gros), 1 litre (2 livres), d'eau ordinaire, agitant pendant 8 minutes et laissant déposer.

Si le pain contenait de la fécule non hydratée, c'est à dire à l'état sec, la liqueur ne se colorerait en aucune manière ; mais il arrive, lorsque la fécule n'y est qu'en petite quantité, que la liqueur se colore au bout d'une demi-heure, mais jamais on ne remarque des stries dans le liquide ; d'ailleurs la coloration est moins foncée.

On pourrait, dans certains cas, confondre du pain qui contiendrait du riz hydraté avec du pain contenant de la fécule hydratée, car ce pain se comporte de la même manière, mais la coloration est cependant un peu moins foncée.

Le procédé suivant peut permettre de reconnaître aussi ces diverses falsifications. Pour cela on prend 5 grammes de pain, on le divise convenablement, puis on le place dans un mortier avec 5 grammes de grès, on prend ensuite un décilitre d'eau, on fait avec une partie de l'eau une pâte semi-solide que l'on triture pendant trois à quatre minutes, on délaie ensuite cette pâte dans le restant de l'eau, on laisse déposer, puis on filtre ; on prend 1/32e de litre de la liqueur filtrée, et on l'additionne de 1/32e de litre d'eau iodée préparée à l'instant même.

Si l'on agit sur du pain préparé avec de la farine de froment, la liqueur se colorera en bleu, cette coloration persistera pendant quatre à cinq heures.

Si on opère sur du pain qui contient de la fécule hydratée, la liqueur se colorera en cramoisi plus ou moins foncé, suivant la quantité de fécule qui s'y trouve.

Si le pain contenait de la fécule non hydratée, la coloration sera la même que celle du pain pur ; de même que si celui-ci contenait du riz hydraté, la coloration persisterait aussi longtemps.

D'après l'ensemble de ces procédés, on voit qu'il sera très facile de reconnaître si un pain est pur ou non ; les caractères physiques peuvent encore, jusqu'à un certain point, faire reconnaître les pains féculés : le pain de fécule hydratée se présente comme le pain ordinaire; sa saveur est aussi à peu près la même; mais le pain contenant de la fécule non hydratée est ordinairement sec, il s'émiette facilement, il renferme moins d'eau que le pain pur, il a en outre une saveur particulière caractéristique qui est propre à la fécule; cette saveur est perceptible, même lorsque le pain ne contient que 6 pour 100 de cette substance.

Le pain contenant du riz hydraté est plus tendre, retient une plus grande quantité d'eau, ce qui ne permet pas de le confondre avec d'autres pains.

FALSIFICATION DU PAIN PAR LA FARINE DE FÉVEROLES.

La farine de féveroles est encore une substance qui a servi et qui sert encore à mêler aux farines destinées à la confection du pain; les boulangers s'en servent de préférence à la fécule, car elle ne change en rien le rendement de la farine, par la raison qu'elle retient comme elle une certaine quantité d'eau après la cuisson du pain, et celui-ci est aussi beau que s'il était pur (1).

D'après cela, on pourrait croire qu'il n'y a aucun inconvénient à faire entrer cette farine dans le pain; mais nous devons faire remarquer qu'on ne peut faire un semblable mélange sans crainte d'être justement poursuivi comme falsificateur, puisque cette substance n'est pas aussi nourrissante que la farine pure, et que par conséquent on ne doit pas vendre un pain contenant de la farine de féveroles

(1) Plusieurs boulangers pensant donner une teinte dorée à leur pain, l'emploient pour tourner la pâte en guise de farine.

comme si le pain était pur, puisque sous le même poids on a moins de matière nutritive. Quelquefois la farine *dite de féveroles* provient de pois et de haricots piqués par les insectes ; elle fournit alors un pain d'un mauvais goût, indigeste, qui donne lieu à des coliques et même à une altération dans l'économie animale.

Nous savons que dans plusieurs départements on ajoute de la farine de féveroles au pain ; mais ce pain est vendu à un prix moins élevé que le prix du pain pur : dans ce cas, on ne peut considérer cela comme fraude. Le pain qui contient de la farine pure de féveroles n'est pas dangereux à la santé, surtout s'il en contient en petite quantité.

Moyen de reconnaître le pain contenant de la farine de féveroles.

Aucun moyen jusqu'ici n'a été indiqué pour reconnaître si le pain contient de la farine de féveroles; nous nous sommes livrés à de nombreuses expériences, desquelles il résulte qu'on peut parvenir à distinguer ce mélange ; pour cela on opère de la manière suivante : on prend 5 grammes de mie de pain non divisée mais en un seul morceau, on la place dans un verre à expérience, on verse par dessus 1/32e de litre d'eau pure et 1/32e d'eau iodée ; on remarque que si le pain est pur il n'y a aucune coloration, mais au bout d'un quart d'heure il se forme des stries bleues qui descendent dans le fond du verre; au bout d'une demi-heure la liqueur est légèrement colorée en bleu : cette coloration augmente ensuite ; tandis que si on opère sur du pain contenant de la farine de féveroles, on ne remarque aucune coloration. Il arrive cependant que la liqueur se colore légèrement en bleu au bout d'une demi-heure, mais cette coloration ne se fait jamais au moyen de stries descendant dans le fond du verre : nous n'avons remarqué ces stries qu'avec le pain pur. Le pain contenant de la fécule non hydratée se comporte de la même manière que le *pain féverolé.*

Le moyen suivant peut aussi servir à faire reconnaître si le pain a été préparé avec une *farine féverolée.* Pour cela, on prend 5 grammes de mie de pain, on la met, après l'avoir divisée convenablement dans un mortier de porcelaine ou de biscuit, avec 5 grammes de grès; on prend ensuite un décilitre d'eau, on fait avec une partie de l'eau une pâte semi-solide que l'on triture pendant trois à quatre minutes; au bout de ce temps on délaie cette pâte dans le reste de l'eau, on laisse reposer, puis on décante la liqueur sur un filtre; on prend ensuite 1/32e de litre de la liqueur filtrée, on y verse 1/32e de litre d'eau iodée, et on laisse agir. On remarque que si l'on agit sur du pain pur ou sur du pain contenant de la fécule non hydratée, la liqueur se colore en bleu, et que la couleur persiste même au bout de trois à quatre heures; tandis que si le pain contient de la farine de féveroles, la liqueur se colore en bleu moins foncé, couleur qui diminue, puis disparaît presque immédiatement. Si la quantité de farine de féveroles est un peu considérable, cette décoloration est plus prompte; elle l'est d'autant plus que le pain contient plus de farine de féveroles.

D'après ce qui vient d'être dit, il sera facile, un pain étant donné, de reconnaître s'il est pur ou s'il contient : 1° de la fécule hydratée, 2° de la fécule non hydratée, 3° du riz hydraté, 4° de la farine de féveroles.

ADULTÉRATION DU PAIN PAR LE PLATRE, LA CHAUX, LA TERRE DE PIPE, ETC.

Nous n'avons pas besoin d'indiquer les dangers qui peuvent résulter de ces divers mélanges : aussi nous nous abstiendrons de faire aucune remarque sur ce sujet, nous dirons seulement que ces falsifications sont presque abandonnées.

Moyen de reconnaître le pain contenant ces diverses substances.

Le procédé suivant a été indiqué : on fait bouillir de la mie de pain dans de l'eau, la réduisant en pâte liquide et l'étendant d'une grande quantité d'eau; toutes ces matières étant plus pesantes que les parties constituantes du grain, se précipitent promptement au fond du vase, et forment un dépôt que l'on examine ensuite en décantant l'eau qui retient en suspension la matière végétale provenant du grain, afin d'en déterminer la nature; ce moyen ne pourrait servir à faire reconnaître de petites quantités des substances étrangères qu'on aurait mélangées au pain.

Le meilleur moyen, selon nous, est la calcination du pain; pour cela on prend 100 à 200 grammes de pain, on le carbonise dans une capsule de platine ou dans un creuset, on porphyrise le charbon et on l'incinère dans un creuset de porcelaine ou de terre (1), lorsque la calcination est complète, on pèse le résidu, qui doit être de 1,07 à 1,50 grammes pour 200 grammes de pain; si le résidu excédait ce poids, on pourrait en conclure que le pain est mélangé à des

(1) On peut activer la calcination, qui est très lente, en ajoutant au charbon une petite quantité d'acide azotique parfaitement pur.

substances étrangères ; il faudrait alors procéder à l'examen des résidus pour savoir si on a affaire à un carbonate ou à un sulfate.

Là se bornent les diverses fraudes que l'on fait subir au pain. Nous ne voulons cependant pas terminer cette note sans dire que quelques auteurs ont publié qu'on falsifiait le pain avec du carbonate de plomb (céruse), avec de l'oxide de bismuth (le blanc de fard). Nous dirons qu'aucun fait jusqu'à ce jour n'est venu affirmer le dire de ces auteurs ; de semblables mélanges ne doivent pas être faits, en raison du prix de ces produits, qui est supérieur au prix des farines : c'est la plus forte des raisons pour démontrer qu'ils n'ont point été employés. Ces sels, qui sont insolubles, devenant solubles pendant la fermentation qu'éprouve la pâte destinée à faire le pain, deviendraient, introduits dans l'économie animale, la cause des accidents les plus graves, puisque les sels de plomb et de bismuth sont des poisons très violents.

Cependant si, ce que nous ne croyons pas, on faisait entrer de ces sels dans la panification, il serait facile de les reconnaître en calcinant une certaine quantité de pain. Les cendres provenant du pain qui contiendrait du plomb, traitées par l'acide nitrique, donneraient une solution qui précipiterait en blanc par le sulfate de soude, en jaune par l'iodure de potassium, en noir par l'acide sulfhydrique ; les cendres provenant du pain contenant de l'oxide de bismuth, traitées par l'acide azotique (nitrique), donneraient une solution qui précipiterait en blanc par l'eau distillée, en jaune marron par l'iodure de potassium, etc. (1).

(1) Il n'est pas nécessaire d'obtenir toutes les réactions que nous venons d'indiquer avec les réactifs ci-dessus, pour dire qu'une cendre contient du plomb ou du bismuth.

Le poids des cendres obtenu peut encore être un bon indice de la pureté du pain.

OBSERVATIONS SUR LES INCONVÉNIENTS QUI PEUVENT RÉSULTER DE L'EMPLOI DE FARINES PROVENANT DE BLÉS CONTENANT DES SUBSTANCES ÉTRANGÈRES.

Avant de terminer ce travail, nous avons pensé qu'il serait utile de faire connaître les dangers qui peuvent résulter de l'emploi des farines qui proviendraient de blé ou d'orge de mauvaise qualité, ou contenant des semences étrangères. Ainsi l'on sait, 1° que le blé éprouve quelquefois des maladies, le charbon, la rouille, la maladie fuligineuse, la coulure, l'ergot et la carie; cette dernière est la plus terrible de toutes, parce qu'elle se communique et se propage par voie de contagion; mais la plus dangereuse est, sans contredit, l'ergot, qui réduit en farine et mélangé à la farine de blé qui sert à faire le pain, détermine chez les personnes qui en mangent, des accidents plus ou moins graves, suivant les quantités qui s'y trouvent mélangées. En France, où les habitants se nourrissent de pain de seigle, dans la Sologne, le Forez, le Gâtinais, la Bourgogne, etc., où cette plante est cultivée en abondance et où l'ergot se développe, on a vu les habitants être exposés à des maladies plus ou moins graves, quelquefois à des épidémies, qui provenaient de l'emploi du pain contenant du seigle ergoté. Il a été bien établi dans un travail fait par l'abbé Tessier, que le seigle ergoté agissait comme poison et déterminait la gangrène; l'usage du pain ergoté provoque l'avortement chez les nourrices; d'après Tessier et Courhout, il tarit le lait, en général les symptômes de l'ergotisme (1) se font moins remarquer chez les

(1) On nomme ainsi la maladie produite par l'emploi du seigle ergoté.

femmes que chez les hommes; on ne connaît pas bien la cause de cette distinction, on pense que c'est parce que ceux-ci mangent plus de pain. Les sujets attaqués par l'ergot, éprouvent du malaise, des nausées, de la lassitude, des syncopes, des vomissements; ils ressentent dans les membres frappés, ordinairement aux orteils, par suite de l'ingestion trop abondante d'ergot, du fourmillement, du froid; la peau s'y colore en rose pâle, le pouls cesse de s'y faire sentir, les chairs deviennent jaunes, puis noirâtres et boursouflées, elles s'ulcèrent, rendent une sorte de sanie, tombent en gangrène, et la partie du membre attaqué se détache du corps : quelquefois le malade périt (1). On remédie à cette maladie en abandonnant l'usage du pain ergoté, buvant des décoctions de quinquina, des boissons toniques, cordiales, dans lesquelles on ajoute quelques gouttes d'ammoniaque, lavant la partie frappée.

On ne peut remédier au mélange de cette substance dans le seigle qu'en séparant les tiges qui en contiennent. Quant au moyen de prévenir la formation de l'ergot, aucun moyen n'a été donné jusqu'à ce jour, qui puisse atteindre ce but.

2° Les blés, comme nous l'avons dit, contiennent presque toujours des semences étrangères, telles que l'ivraie, le blé de vache (mélampire), la vesce; la gesse, etc.

Si quelques unes, réduites en farine avec le blé et converties en pain, ne font aucun mal à ceux qui font usage du pain ainsi préparé, il y en a d'autres au contraire qui peuvent avoir des effets dangereux. Ainsi on lit dans le journal le *Droit*,

(1) Si nous nous sommes écartés ainsi de notre sujet, c'est afin de faire connaître par quels caractères on pourrait être averti de la cause de cette maladie si on faisait usage du pain contenant du seigle ergoté.

du 26 juillet 1840, qu'un fermier qui avait mêlé (dans un but d'économie ou plutôt de cupidité) au pain qui servait d'aliment à ses domestiques, de la farine de gesse, ces malheureux furent réduits à un état de faiblesse tellement grande que quelques mois suffirent pour leur faire perdre l'usage de leurs membres. Déjà plusieurs exemples de ce genre ont été remarqués chez les personnes qui faisaient usage d'un semblable mélange.

On sait aussi que la farine d'ivraie mêlée au pain le rend non seulement susceptible de causer l'ivresse, ainsi que l'indique son nom, mais encore produit des vertiges, des nausées, des vomissements, des faiblesses, des mouvements convulsifs, et enfin la mort; pour peu qu'on en ait l'habitude, on distingue à l'odeur et à la saveur le pain dans lequel il entre de l'ivraie dans une certaine proportion.

On peut parvenir à débarrasser le blé de cette semence en nettoyant le champ, le blé étant en herbe, ou bien en faisant passer le blé (*semence*) par des cribles qui arrêtent l'ivraie.

Les remèdes à employer pour empêcher les effets de l'ivraie sur les personnes qui ont mangé du pain qui en contenait, sont : 1° les vomissements, 2° le vinaigre étendu d'eau, 3° les aliments adoucissants.

La graine de mélampire, appelée aussi rougelle, blé de vache, mêlée à celle du blé et convertie en farine, communique au pain une teinte violâtre, une odeur piquante et nauséabonde, une saveur amère. Si l'on réfléchit que la plus grande partie de nos pauvres paysans ne se nourrissent que de pain ainsi coloré, on a peine à comprendre comment ces gens peuvent vivre aussi longtemps en faisant usage d'un tel aliment; on doit se demander s'il n'y aurait pas un moyen d'améliorer ce pain si indigeste, et dont la nourriture est si malsaine. On peut dire qu'il en existe un qui peut être mis en pratique avec la plus grande facilité, c'est le mélange d'une certaine quantité de pommes de terre cuites; l'emploi de cette substance donnerait un pain plus blanc, plus sain, d'une plus facile digestion : aussi ne saurait-on trop propager, quoi qu'en disent certaines personnes qui, sans raison, se sont faites les ennemies de la pomme de terre, l'usage du pain mêlé de pommes de terre, principalement dans les campagnes. La graine de mélampyre existe dans le blé de certaines parties de la France en grande quantité; plusieurs fois les boulangers ont été trompés dans l'achat des farines qui renfermaient de la farine de mélampyre, parce qu'aucun moyen ne pouvait leur faire connaître la présence de cette semence. M. Dizé, membre de l'Académie royale de médecine, a indiqué un procédé certain, très simple et à la portée de tout le monde, pour reconnaître les farines des céréales mélampyrées, et principalement celle de blé. On peut, d'après cela, s'assurer de la pureté d'une farine avant son achat. Nous avons pensé rendre un service utile aux habitants des campagnes et aux boulangers en faisant connaître le procédé de M. Dizé, qui consiste à prendre 5 grammes ou une forte cuillerée à bouche de la farine que l'on veut essayer, à en former une pâte très molle avec une suffisante quantité de vinaigre ordinaire, à placer ce mélange dans une cuillère d'argent, à l'exposer à une chaleur suffisante pour former un petit pain; si la farine examinée est mélampyrée, l'intérieur du pain se colore vers la fin de l'évaporation de l'eau et de l'acide acétique, et lorsque l'évaporation est presque complète, et que le pain est solide, on voit en le brisant que son intérieur est coloré en rouge violacé très foncé.

On voit donc, par tout ce qui vient d'être dit, qu'il est de la plus grande utilité de purger le blé des substances étrangères qu'il contient avant de le réduire en farine, puisque sans cela le pain qu'on préparerait avec des farines mélangées pourrait causer des accidents.

Ici se termine le travail que nous avions entrepris; notre but sera atteint si nous avons pu être de quelque utilité, et si nos essais peuvent servir à faire cesser des fraudes qui sont nuisibles à la société.

V. PARISOT,

ROBINE.

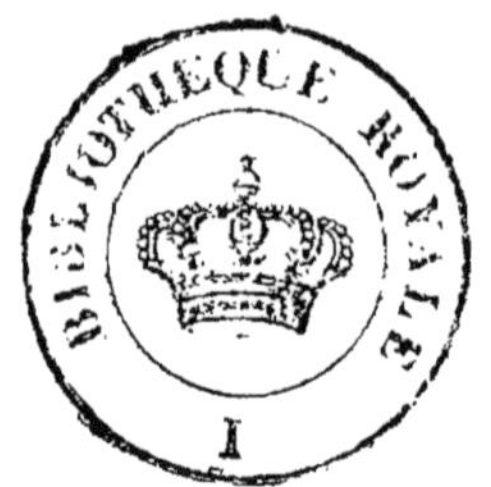
BIBLIOTHEQUE ROYALE
I

www.ingramcontent.com/pod-product-compliance
Ingram Content Group UK Ltd.
Pitfield, Milton Keynes, MK11 3LW, UK
UKHW022118260726
13993UKWH00003B/1097

9 782329 110998